DU LAIT

CHEZ LA FEMME

DANS L'ÉTAT DE SANTÉ

ET DANS L'ÉTAT DE MALADIE.

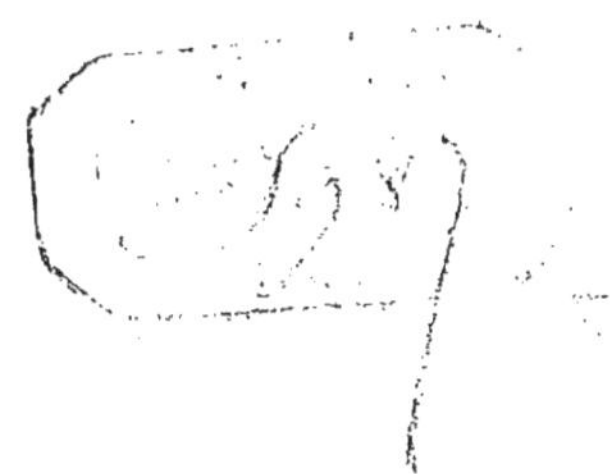

DU LAIT

CHEZ LA FEMME

DANS L'ÉTAT DE SANTÉ

ET DANS L'ÉTAT DE MALADIE.

MÉMOIRE

SUIVI DE NOUVELLES RECHERCHES
SUR LA COMPOSITION DU LAIT CHEZ LA VACHE, LA CHÈVRE,
LA JUMENT, LA BREBIS ET LA CHIENNE,

PAR MM.

Maxime VERNOIS,

Médecin de l'hôpital Saint-Antoine,
Membre du Conseil d'hygiène publique et de salubrité
du département de la Seine,
Médecin, par quartier, de S. M. l'Empereur,
chevalier de la Légion d'honneur.

Alfred BECQUEREL,

Médecin de l'hôpital de Lourcine,
Professeur agrégé à la Faculté de médecine,
chevalier de la Légion d'honneur.

PARIS,

CHEZ J.-B. BAILLIÈRE,

LIBRAIRE DE L'ACADÉMIE IMPÉRIALE DE MÉDECINE,

Rue Hautefeuille, 19.

1853.

EXTRAIT DES

Annales d'Hygiène publique et de Médecine légale, 1852, tome L.
Journal rédigé par MM. Adelon, Andral, Boudin, Brierre de Boismont,
Chevallier, Devergie, Gaultier de Claubry, Guérard, Kéraudren, Orfila,
Amb. Tardieu, Trébuchet, Villermé; publié depuis 1829, tous les trois
mois, par cahiers de 250 pages avec planches. — Prix de l'abonnement
par année, 18 francs; *franco* pour les départements, 21 francs.

A Paris, chez J.-B. Baillière, 19, rue Hautefeuille.

Paris. — Imprimerie de L. MARTINET, rue Mignon, 2

RECHERCHES

SUR LE LAIT.

———

L'historique des travaux publiés sur la constitution du lait pourrait être très étendu, si nous avions l'intention de rappeler toutes les opinions émises par les auteurs, alors qu'aucune analyse chimique ou autre n'en avait encore été faite ; ou bien, de retracer *in extenso* les travaux plus modernes édités sur ce sujet. Tel n'est pas notre but, disons-le dès le principe. Le lait de la femme a été l'objet capital de nos recherches actuelles, et, sous ce rapport, les détails historiques se réduisent immédiatement, car il en existe très peu, et ils ne portent que sur quelques points généraux. Nous n'avons traité qu'incidemment et comme point de comparaison la question du lait chez les animaux domestiques, et nous n'avons pas fait un traité complet sous ce rapport. Nous avons voulu montrer ce qu'on obtenait chez eux par l'application de notre méthode, et voilà tout.

Les recherches sur la constitution du lait de la femme correspondent à trois époques bien distinctes dans l'histoire de la science. Dans la première se rangent tous les auteurs anciens, qui n'avaient à leur aide que l'observation des phénomènes extérieurs, et qui ont caractérisé le lait par les signes physiques apparents et saisissables. Ces signes s'appliquaient à la considération de la couleur, de la saveur, de l'odeur, de la viscosité, de la quantité ; quelquefois on y ajoutait l'expérimentation par la chaleur ou par le vinaigre, l'étude du sérum et de la crème. Mais ces premières tentatives de chimie organique n'apparurent que rarement, et il faut se rapprocher des temps modernes pour les trouver conseillées et mises en pratique.

Jusqu'à cette époque, du reste, il n'existe aucune notion précise sur les altérations du lait de la femme pendant les maladies. Les auteurs néanmoins contiennent la relation d'un certain nombre de faits dans lesquels un lait devenu malade, par suite de circonstances variées, aurait ou nui à la santé des nourrissons, ou même amené leur mort. Mais en admettant ces faits comme exacts, la cause et la nature des altérations invoquées restent toujours à l'état d'hypothèse, et jamais, *sauf la constatation d'un peu plus de limpidité dans le liquide*, aucune recherche n'avait été faite pour en découvrir l'origine dans une modification constitutionnelle du lait. Nous n'avons donc aucun auteur dont nous devions ici spécialement signaler le nom.

Il faut, pour entrer dans la seconde période, arriver au XVIIe siècle ; là encore, nous retrouvons l'étude des conditions physiques dominant les recherches sur le lait. Mais les auteurs commencent à approfondir la question : non contents de travailler avec leurs propres sens, ils cherchent à exagérer les faits soumis à leur observation, et alors on voit naître l'étude microscopique des tissus et des liquides ; véritable acheminement à l'examen chimique, puisqu'il allait demander à l'intimité de la matière la nature de ses éléments constitutifs. Quoique cette étude n'ait été que très rarement alors appliquée au lait de la femme, nous devons ici fixer le point de départ des recherches qui, plus tard, ont jeté une vive lumière sur une partie de sa composition élémentaire. Le microscope ouvrit une nouvelle ère aux médecins et aux naturalistes, et ce fut à ce moment que parut une indication vague des globules du lait, d'abord dans Borellus (1656), puis dans Kircher (1658) ; mais c'est à Leeuwenhoëck que revient la découverte réelle des globules du lait (1722). Vinrent ensuite Bonnain, Della Torre (1763) ; Hewson (1773), Gruithuisen (1809).

Nous devons ajouter à ces auteurs quelques médecins qui, s'étant livrés à l'art des accouchements ou à l'étude des maladies de l'enfance, avaient naturellement plus d'occasions de s'occuper du lait : tels sont F. Mauriceau (1740), André Levret (1766), Van-Swieten (*Commentaires de Boerhaave*, 1769). Tous ces auteurs, et d'autres dont nous discuterons quelquefois les opinions dans les divers chapitres de ce Mémoire, n'ont étudié le lait que sous ses caractères physiques, et ont posé, pour quelques uns, les bases et les premières observations de la clinique appliquée aux altérations du lait.

C'est au xixe siècle qu'était réservé le perfectionnement de toutes les notions qu'on possédait. C'est aussi là que commence la troisième période, la plus importante, parce qu'elle est la plus complète. Elle est marquée par la continuation de plus en plus remarquable des études microscopiques, et voit successivement éclore dans ce genre les travaux de Treviranus, Hodgkin et Lister, Weber (1830) ; Wagner (1837) ; Burdach, Raspail, Donné, Dujardin, Turpin (1837) ; Mandl (1839), Gerber (1840), Vogel (1841), Simon (1838) ; Guterbock, Muller, Henle, Schultze, Kraüse, Harting, Nasse, Fuchs, d'Outrepont, Quevenne (1841) ; Devergie (1841), Romanet (1842).

Mais ce qui distingue cette époque des précédentes, c'est l'étude de la composition chimique élémentaire. Les progrès que la chimie organique avait faits dès le commencement de ce siècle ; les progrès que les médecins et les naturalistes avaient introduits, soit dans la manière d'étudier, soit dans les nouveaux aspects sous lesquels on envisageait les êtres, toutes ces considérations firent apporter dans l'étude du lait une perfection jusque-là inconnue.

Le travail qui eut le plus de retentissement fut celui de

Parmentier et de Deyeux (1800). Depuis sa publication, il n'est pas un chimiste qui n'ait donné, à sa manière et suivant des méthodes toujours diverses, la composition élémentaire du lait. On eut alors la réunion de tous les caractères physiques, chimiques, microscopiques. Ce n'est que tout récemment que, d'après les recherches de M. Biot, et les indications de MM. Regnault (de l'Institut) et Poggiale, on y a ajouté l'observation optique ou rotatoire, pour l'étude du sucre, comme on y avait auparavant joint l'application du microscope pour la recherche plus directe des quantités de beurre. Mais parmi tous les travaux publiés depuis vingt à vingt-cinq ans, c'est à peine si quelques auteurs ont eu en vue l'étude spéciale du lait de la femme. On a donné les chiffres représentant sa composition comme *un appendice*, et de la même manière que nous donnons aujourd'hui ceux qui indiquent la composition du lait dans les espèces domestiques. Parmentier et Deyeux, Meggenhofen, Payen, Quevenne, ont agi sur un très petit nombre de cas directement; souvent ils se sont bornés à relater les expériences de leurs prédécesseurs. Cependant il faut citer à part les travaux de Simon, de M. L'Héritier, et surtout le dernier Mémoire de Lehmann. Là il y a eu de véritables études sur le lait de la femme à l'état normal et pathologique, et si les auteurs n'ont donné que des résultats approximatifs, cela tient au petit nombre d'observations qu'il leur a été donné de recueillir.

Les recherches sur le lait en général, et celui de la vache en particulier, ont été beaucoup plus approfondies. Les analyses publiées par Berzelius, Dupuy, Parmentier et Deyeux, Van Stiprian, Luiscius et Bonpt, Payen, Thenard, Péligot, Quevenne, Boussingault et Lebel, et tout récemment par M. Regnault, sont dignes des plus grands éloges. Elles nous ont été fort utiles, sinon pour les résultats que nous avons obtenus, du moins pour la manière dont nos recherches pouvaient être dirigées.

On trouvera l'analyse du lait de la femme dans les auteurs suivants : Deyeux et Parmentier, Meggenhofen, de Lens (*Dictionnaire des sciences médicales*, article LAIT); Guersant (*Idem*, t. XXVII, article LAIT) ; Fournier-Pascay et Bégin (*Idem*, article NOURRICE) ; Billard, L'Héritier (*Chimie pathologique*) ; Quevenne (1), Boussingault, Regnault , Virey (*Dictionnaire d'histoire naturelle* de Déterville, t. XVII).

Tous les traités des maladies des enfants et les traités spéciaux d'accouchement renferment encore beaucoup de documents, non seulement sur la constitution du lait à l'état normal, mais surtout à l'état pathologique ; beaucoup d'observations éparses s'y rencontrent, et nous aurons occasion de les rapporter ou de les contrôler, en faisant l'histoire, soit de chaque condition (*physique, chimique et élémentaire du lait*), soit de chaque maladie en particulier, ou des influences que le lait subit dans les diverses conditions où peut se trouver la nourrice. Nous devons cependant citer ici les traités de MM. Donné (*Conseils aux mères* et *Cours de microscopie*), Bouchut (*Traité des maladies des nouveaux-nés*), Barthez et Rilliet, Barrier, Berton, Denis, Billard, Brachet, Chailly, Cazeaux et Jolly (*Thèses*, 1851).

Après l'énumération de tant de travaux, on pourrait croire que l'étude du lait est à peu près faite et n'a plus besoin que de quelques perfectionnements de détail. Sous le rapport des caractères physiques et microscopiques, cela peut être vrai, mais il n'en est plus de même au point de vue chimique et optique. Malgré les analyses diverses publiées sur le lait de la femme, et toutes celles qu'on possède sur celui de la vache et d'autres animaux, il règne un désaccord très grand dans les résultats obtenus. Cela tient à plusieurs causes. Avant tout, sans doute, à la différence des procédés d'analyse employés ;

(1) *Mémoires sur le lait* , dans *Annales d'hygiène publique*, Paris, 1841 , t. XXVI, p. 5, 257.

1*

en second lieu, à ce que, très rarement, le même observateur a porté son étude sur toute la série animale : d'où il résulte que les calculs ne peuvent plus être comparés d'un auteur à l'autre, parce que la base d'un semblable travail, celui d'un procédé uniforme d'analyse, fait entièrement défaut. Mais la cause la plus capitale est certainement le petit nombre de faits observés et recueillis. Quand on s'est donné la peine d'étudier tout ce qui a été publié à ce sujet, la première et la plus saillante remarque qui s'offre à l'esprit, c'est la divergence des opinions émises par les auteurs. Cette divergence porte sur tous les éléments, et par suite, sur l'ordre de leur importance. La chose devient encore plus palpable quand on se met à l'œuvre, et quand, dans le laboratoire, on reprend l'essai des diverses méthodes préconisées jusqu'ici. Cette vérité est si évidente, que déjà, en 1846, M. Dumas (*Chimie physiologique et médicale*, page 647), après avoir exposé les divers procédés d'examen du lait, écrivait : « On ne peut faire une analyse » exacte par aucun de ces procédés ; » et que tout récemment M. Jolly, professeur à la Faculté des sciences de Toulouse, dans sa thèse soutenue en février 1851, insérait, en note, les mots suivants (p. 44 et 45) : « Dès le début de mes recherches, » j'ai pu me convaincre qu'aucun des procédés jusqu'à présent » sent employés pour faire l'analyse du lait ne réunit toutes » les conditions désirables pour arriver à des résultats rigou- » reusement exacts. » Que dirons-nous si le médecin au lit du malade reprend l'étude de tous les cas où le lait de la nourrice doit être étudié et analysé ; ici tout est à refaire. C'est à ce nouveau travail que nous avons consacré ce Mémoire sur la composition du lait. Les résultats auxquels nous sommes arrivés justifieront peut-être les recherches que nous avons cru devoir reprendre.

L'étude du lait, en général, l'étude complète de sa constitution chez la femme, comme dans toutes les autres espèces animales, devrait comprendre l'analyse des caractères suivants :

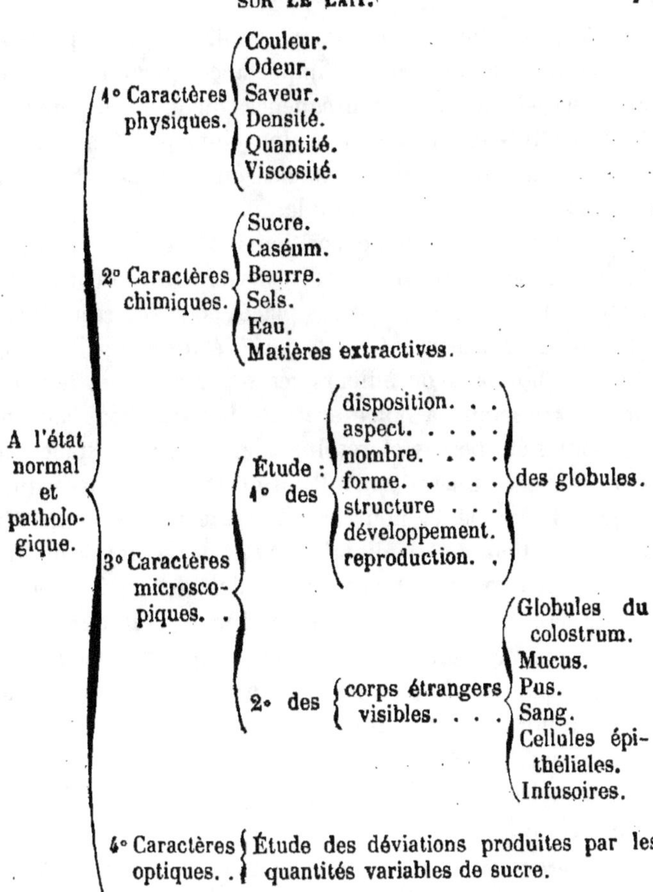

Et si nous résumons en deux grandes divisions les corps sur lesquels doit porter l'analyse du lait, nous dirons qu'on pourrait les classer en corps *en suspension* et corps *en solution* dans le liquide.

Ainsi que nous l'avons observé au commencement des préliminaires, nous n'avons point ici à faire un traité complet de la composition du lait; nous admettrons comme démontrés et comme vrais, en général, les travaux si nombreux publiés sur l'état physique et microscopique du lait ; nous pourrons, en temps et lieu, critiquer l'importance qu'on a voulu leur attribuer, et surtout les conséquences qu'on a cru pouvoir en tirer relativement à sa composition chimique, mais nous ne nous occuperons principalement que des caractères chimiques et optiques de ce liquide.

Avant d'entrer dans l'exposition des faits qui forment la base de ce Mémoire, il est indispensable de dire dans quelles conditions nous nous sommes placés pour les recueillir, les étudier et les analyser. L'un de nous s'était chargé de colliger dans les hôpitaux ou ailleurs les observations et le lait qui devait être soumis à notre examen. Les questions suivantes ont toutes été posées et résolues dans les circonstances que nous allons énumérer tant à l'état normal qu'à l'état pathologique : 1° âge de la nourrice ; 2° santé bonne ou maladie ; 3° constitution ; 4° âge du lait ; 5° état des seins ; 6° multiparité ; 7° primiparité ; 8° suspension des règles ; 9° retour des règles ; 10° présence spéciale des règles ; 11° alimentation bonne ou médiocre ; 12° quantité du lait, montée facile ou non ; 13° nourrisson bien ou mal portant. Telles sont les questions uniformément établies comme point de départ à toutes les observations. Pour l'état normal ou physiologique, nous avons choisi quatre-vingt-neuf cas qui ont été pris dans l'ordre suivant :

Bureau des nourrices de la rue Sainte-Appoline. .	43 cas.
Bureau des nourrices de la rue de Clichy.	15
Hôpital de Bon-Secours	9
En ville.	9
Hôpital Saint-Antoine.	6
Bureau des nourrices de la rue de Fourcy.	5
Hôpital de Lourcine	2
Total	89 cas.

Pour l'état pathologique, les observations recueillies, et qui sont au nombre de quarante-six, se distribuent de la manière suivante :

Hôpital Saint-Antoine. . . . . 19 cas.
   — Bon-Secours 10
   — de Lourcine 9
Hospice de la Maternité 6
En ville. 2
                   Total. . . . . 46 cas.

Le mode établi pour recueillir le lait, et qui nous a constamment réussi, est l'usage d'une teterelle à pompe, à l'aide de laquelle nous avons obtenu, dans tous les cas, entre 50 ou 80 grammes et plus de lait. L'analyse chimique n'a jamais porté sur moins de 40 grammes de liquide. Nous avons ici quelques observations à faire sur ce qui a lieu relativement à la montée du lait. Il n'y a aucune règle fixe qui puisse établir la facilité de la sortie du lait sous l'influence de l'action de la pompe. Les seins les plus volumineux, les plus gorgés de lait, ne sont pas toujours ceux qui donnent lieu à un écoulement prompt et rapide du liquide. Il se passe, en cette circonstance, un phénomène nerveux tout particulier. Nous avons vu plusieurs fois des nourrices être prises de syncope, aux premières applications de la pompe, et d'autres fois, tandis que nous recueillions 80 grammes de liquide en quelques minutes, il nous fallait, dans d'autres circonstances, un quart d'heure à peu près pour en obtenir quarante. En général, cependant, plus le bout de sein est développé, plus la nourrice a élevé d'enfants, plus le lait s'écoule avec facilité. Cependant il en est des orifices des conduits galactophores de même que pour tous les autres conduits des glandes de la même nature que celles du sein : les uns sont naturellement larges et développés, les autres sont petits, rétrécis, et ne se dilatent qu'avec le temps, ou même presque jamais. Ces conditions anatomiques que nos expériences de succion artificielle nous ont donné lieu d'observer n'ont un inconvénient réel que pour le médecin qui se livre à de semblables recherches. Car l'enfant triomphe avec la plus grande facilité de ces obstacles apparents ; il suffit que sa bouche soit appliquée sur le sein, pour que la montée s'opère au bout de quelques instants, et c'est ici le lieu de dire qu'il faut souvent recourir à cette action physiologique, quand les tentatives de succion artificielle ne suffisent pas pour faire monter le lait. Il ne faut donc pas que l'expérimentateur se rebute au premier obstacle ; il doit encore s'entourer, au contraire, de quelques précautions que nous devons recommander. Ainsi, l'orifice du bout de sein artificiel ne doit être appliqué que légèrement, et de manière que l'air ne puisse point s'introduire ; il faut que le mamelon occupe le centre de l'ouverture de l'appareil, et que la pression n'efface pas les conduits qui sont chargés d'amener le lait. Cette précaution est plus importante à prendre qu'on ne le pense, elle est souvent la seule cause de la montée difficile du lait. Il faut, autant que possible, ne faire jouer la pompe que lentement et en mesure, en ayant soin par intervalles de s'arrêter quelques instants, ce qui représente tout à fait la succion naturelle de l'enfant. Pour obtenir la quantité de lait désirable, il faut, autant que possible, recommander à la mère de sevrer des deux seins son nourrisson trois ou quatre heures à l'avance. On pourrait agir à la fois des deux côtés, car la montée s'opère également dans le sein opposé, et donne lieu à une perte notable de liquide. En général, cependant, on peut obtenir d'un seul sein la quantité nécessaire pour l'expérience. Beaucoup d'instruments particuliers ont été imaginés pour tirer artificiellement le lait du sein des nourrices. Nous devons, entre autres, signaler celui du docteur Lamperière (voy. *Comptes rendus de l'Académie des sciences*, année 1845) ; nous n'avons pas à le décrire. La teterelle de *Thiers* nous a toujours paru remplir parfaitement ce but.

Quand l'un de nous avait ainsi pris l'observation de la nourrice bien portante ou malade, quand il avait recueilli de 40 à 80 grammes de son lait, l'échantillon en était immédiatement numéroté et adressé sans autre détail au laboratoire. Là, notre préparateur le soumettait devant nous aux expériences dont nous donnerons tout à l'heure les détails minutieux. Enfin, l'un de nous se chargeait de faire les calculs des chiffres sur les numéros indiqués, sans avoir connaissance des faits auxquels ils pouvaient se rapporter. L'indépendance la plus grande a donc présidé à toutes les opérations de ce travail. Il n'est pas possible qu'aucune idée préconçue, qu'aucun travail antérieur sur la matière ait pu influencer nos esprits dans la détermination finale des résultats obtenus. Ce n'est qu'à la fin de toutes les analyses que nous avons mis en regard les numéros des échantillons étudiés et correspondant aux observations recueillies, soit auprès des nourrices bien portantes, soit auprès des nourrices malades.

Voici la description du procédé que nous avons employé.

Pour opérer l'analyse complète du lait avec la moindre quantité possible de ce liquide, on doit suivre la marche suivante, qui est une des plus simples.

Il est nécessaire de se procurer à peu près 60 grammes de lait, que l'on partage en deux parties de 30 grammes chacune environ.

§ 1er. — *Traitement de la première portion.*

On fait dessécher les 30 premiers grammes dans une étuve sèche, à une température qui ne dépasse pas 60 ou 80 degrés centigrades, et qu'on maintient sans interruption jusqu'à ce que la dessiccation soit opérée complétement. On s'assure qu'il en est ainsi, quand le résidu solide ne perd plus sensiblement de son poids. On le laisse même encore pendant quelques heures après. — Une fois desséché, on pèse ce résidu, et la différence qui existe entre son poids et celui de la quantité de lait mise primitivement à dessécher donne : 1° la quantité d'eau, et 2° la quantité des parties solides renfermées dans 30 grammes de lait. Le tout est rapporté à 1,000.

Le résidu solide est recueilli et traité par l'éther. On fait ce traitement à plusieurs reprises, et l'on ne s'arrête que lorsque l'éther qui passe à travers le filtre ne contient sensiblement plus de graisse. Cette opération fournit de deux manières différentes le poids du beurre ; elles sont l'une pour l'autre un mutuel correctif. En effet, si l'on fait dessécher de nouveau ce résidu, la différence avec le premier poids donne celui des matières grasses. D'un autre côté, en desséchant l'éther filtré, on obtient pour résidu le poids des matières butyreuses. Ces deux nombres doivent être sensiblement les mêmes. Ce qui reste, après que le beurre a été enlevé par l'éther, contient le caséum, le sucre, les matières extractives et les sels solubles et insolubles. On l'incinère dans une capsule de platine, et le résidu de la combustion donne le poids des sels contenus dans 30 grammes de lait. On rapporte encore le tout à 1,000.

Donnons un exemple en chiffres de cette première série d'opérations, en agissant toutefois sur des nombres ronds et fictifs.

30 grammes de lait étant desséchés ont donné 4 grammes de parties solides et 26 grammes d'eau.

Ces 4 grammes, traités par l'éther, ont, à leur tour, donné 1 gramme de matière grasse (beurre), et 3 grammes de parties solides en résidu, lesquelles, incinérées, ont produit 10 centigrammes de sels.

Quant aux 2 gramm. 90 centigr. restants, ils représentent trois principes : 1° le caséum, 2° le sucre, 3° les matières extractives ; on rapporte le tout à 1,000 pour les calculs. Il ne s'agit plus que d'opérer leur séparation. C'est à obtenir ce résultat que la deuxième portion du lait, ou les 30 grammes mis de côté au début de l'opération vont nous servir.

§ 2. — *Traitement de la deuxième portion.*

Ces 30 grammes de lait sont coagulés, en les chauffant (jusqu'à l'ébullition pour le lait de femme, beaucoup moins pour celui de vache ou d'ânesse) avec une goutte ou deux de présure et quelques gouttes d'acide acétique.

On filtre, et le résidu, parfaitement clair, constitue le sérum du lait. Ce sérum renferme : 1° le sucre de lait ; 2° les matières extractives ; 3° les sels solubles.

Pour connaître la quantité de sucre , on soumet le sérum au polarimètre (1) , et en étudiant le degré de déviation du rayon polarisé, et recherchant, sur une table constituée d'avance, sa déviation, on a la quantité exacte du sucre de lait contenue dans 1,000 grammes de sérum de lait.

Dans ces deux séries d'opérations nous avons obtenu successivement le poids : 1° de l'eau ; 2° des parties solides ; 3° du beurre ; 4° du sucre de lait ; 5° des sels. Ces résultats, rapportés à 1,000 (d'après nos chiffres fictifs), donnent :

Eau.	886.67
Parties solides. .	133.33

Lesquelles parties solides se subdivisent en :

Beurre.	33.32
Sucre de lait . .	35.00 (obtenu par déviation).
Sels.	3.00
Total. . . .	71.32

Le total de 71.32 étant retranché de 133.33 qui est l'ensemble des parties solides, on a 62.01 , qui représentent le poids du caséum uni aux matières extractives. Ces dernières sont à peu près pour 6 à 8 dans ce nombre, et nous n'avons pas cru utile de les isoler. Ceci tient à ce que leur nature presque complètement indéterminée compliquerait gratuitement l'analyse. De cette façon on a pu déterminer le chiffre de la caséine , sans tomber dans les erreurs où se sont engagés tous ceux qui ont voulu procéder à une extraction directe de cet élément.

(1) Le polarimètre dont nous nous sommes servis est le même qui, sous le nom d'albuminimètre, a été employé par M. A. Becquerel pour étudier l'albumine et ses variations. Il a été décrit dans les *Archives générales de médecine*, t. 1ᵉʳ, année 1850. Nous y renvoyons le lecteur.

Nous avons cependant isolé quelquefois les matières extractives à l'aide de l'opération suivante : On prend le résidu du lait coagulé ; on le traite successivement par l'eau, l'alcool, l'éther ; et, quand on a épuisé ces trois liquides, le résidu desséché est la caséine pure. On a ainsi le poids des matières extractives ; mais, comme nous l'avons déjà dit, il n'y a pas une urgente nécessité à faire cette opération longue et compliquée.

En résumé, il est facile de voir que, par ce procédé, on obtient d'une manière extrêmement précise le poids : 1° de l'eau ; 2° des parties solides ; 3° du beurre ; 4° du sucre (résultat mathématiquement exact) ; 5° de la caséine unie aux matières extractives ; 6° des sels, par incinération.

PREMIÈRE PARTIE.

NOURRICES SAINES.

La première conséquence à tirer de nos expériences était la détermination de l'état normal ou physiologique.

Le tableau suivant donne la composition du lait de femme sur 1,000 grammes. C'est la moyenne tirée de 89 observations.

État physiologique (89 cas).

	Moyenne.	Maximum.	Minimum.
Densité	1032.67	1046.48	1025.64
Poids de l'eau	889.08	999.98	832.30
— des parties solides.	110.92	147.70	83.33
— du sucre.	43.64	59.55	25.22
— du caséum et des matières extractives.	39.24	70.92	19.32
— du beurre	26.66	56.42	6.66
— des sels par incinération.	4.38	3.38	0.55

Nous y avons joint, comme dans tous les tableaux qui suivront, le maximum et le minimum pour chaque élément constitutif ou pour chaque caractère étudié ; nous avons placé en

Tableau de la composition du lait de la femme, d'après les principaux auteurs (sur 1000 grammes).

	MEGGEN-HOFEN, d'après Burdach. — Moyenne de 2 expériences.	MEGGEN-HOFEN, d'après Lhéritier	PAYEN. — Moyenne de 2 expériences. (Journal de chimie.)	PAYEN, d'après Billard. Moyenne de 3 expériences.	PAYEN, d'après la Physiologie de Müller. — Moyenne de 3 expériences.	PAYEN, d'après Lhéritier Moyenne de 3 expériences.	HENRI et CHE-VALLIER. d'après Lhéritier	LHÉRITIER. — Moyenne de 2 expériences.	QUÉVENNE. —	SIMON. — Moyenne de 5 expériences.	SIÉBER et CLEMM, d'après Simon. — Moyenne de 3 expériences.	HEILEN. — Moyenne de 2 expériences.	DONNÉ. —	REGNAULT. —	LEHMANN. —	VERNOIS et A. BECQUEREL. — Moyenne de 89 expériences.
. . .	»	»	»	»	»	»	»	1018 à 1036	1032,30	1032,00	1818 à 1045	»	1032,00	»	1030 à 1034	1032,67
. . .	836,25	879,00	858,00	858,00	857,60	868.20	879,80	869,20	892,50	890,20	890,15	910,50	879,00	886,00	897 890	889,08
lides.	163,75	124,00	142,00	142,00	142,30	131,70	120,20	130,80	107,50	109,80	109,85	89,50	124,00	114,00	110 130	110,92
. . .	10,85 et sels solubles.	12,00 et sels solubles.	88,05 et sels solubles.	87,97 et sels solubles.	88,30 et sels solubles.	78,00 et sels solubles.	65,00 et sels solubles.	68,70 et sels solubles.	73,10 et sels solubles.	45,20	38,54	37,50	12,00	49,00	40 60	43,64
. . .	21,75 sels insolubles.	19,30 sels insolubles.	2,15 sels insolubles.	2,23 sels insolubles.	2,20 sels insolubles.	1,90 sels insolubles.	45,20 sels insolubles.	10,60 sels insolubles.	caséine solide, {4,0} caséine dissoute, {6,2} } 10,2	(1) 33,00	32,50	29,00	19,30	39,00	35,00	39,24 et matières extractives
. . .	126,20	89,70	54,80	54,80	54,80	54,80	35,50	47,30	24,20	(2) 30,00	37,21 (3)	23,00	89,70	26,00	très variable.	26,66
. . .	4,95	»	»	»	»	»	4,50	4,20	»	1,60	1,57	»	»	»	1,60 à 2,50	(4) 4,38 par inciné-ration. (5)

ès Lehmann. . . . caséum. 35,00
— . . . . beurre. 25,30 à 38,80
— . . . . beurre. 42,97
Chevallier et Henry donnent. 31,30 . . . . . pour le beurre sur 1000 grammes.
Haïlden . . . . 31,00 . . . . (bon lait) . . . } pour la caséine
Id. . . . . 27,00 . . . (lait inférieur). } sur 1000 grammes.
Plaff et Schwartz indiquent dans le lait 4,007 sur 1,000 de sels, composés ainsi :
(Phosphate de chaux. . 2,500)
Magnésie 0,500
Fer. . . . . 0,007 } 4,007
Soude. 0,400
Chlorure de potasse . . 0,300
(Lactate de soude. . . . 0,300)

(5) Sels du lait, d'après MM. Vernois et Becquerel :
Partie insoluble dans l'eau et soluble dans les acides. . . . . 0,775 { Carbonate de chaux. . . . . 0,069 / Phosphate de chaux. . . . . 0,706 et petite proportion d'autres sels probablement.
Partie soluble dans l'eau. . . . . . . 0,225 { Chlorure de sodium. . . . . 0,098 / Sulfate de soude . . . . . . 0,074 / Autres sels. 0,053

Total. 1,000
Les petites quantités de sels n'ont pas permis d'en avoir une analyse plus précise.

Le lait de femme contient aussi une petite quantité d'albumine : il est très dificile d'en donner exactement le poids, quand on veut faire une analyse complète du lait avec les faibles qu'on recueille habituellement. Nous en déterminerons cependant le chiffre, dans le travail supplémentaire qui sera placé à la fin de ce mémoire. Hâtons nous seulement de dire que cette albumine n'a pu avoir aucune influence sur le chiffre du sucre, parce que le lait de femme ne peut être coagulé complétement qu'après avoir été porté à l'ébullition.

1*

tête : 1° la densité, 2° le poids de l'eau, 3° le poids des parties solides ; puis, selon leur degré d'importance : 4° le poids du sucre, 5° le poids du caséum uni aux matières extractives, 6° le poids du beurre, 7° le poids des sels obtenus par incinération.

La grande quantité de faits sur lesquels sont basés ces résultats leur donne une véritable importance, quand on les compare à ce que la science possédait à ce sujet. Pour mieux faire comprendre en quoi diffèrent nos analyses de tout ce qui a été publié jusqu'ici, nous avons dressé un tableau qui représente la réduction sur 1,000 grammes des analyses éditées par les auteurs. (*Voyez le tableau ci-contre.*)

Il serait difficile de déterminer pour chaque auteur la véritable cause des erreurs évidentes qui existent dans leur travail. Cela tient-il à un vice de méthode analytique, au petit nombre de faits recueillis, à une moyenne dont les éléments réciproquement trop élevés ou trop faibles ont donné une image très infidèle de la réalité? Quoi qu'il en soit, et, comme il est facile de le voir, à mesure que l'observation se rapproche de notre époque, les analyses deviennent plus sévères et plus complètes.

Dans l'histoire générale de chaque élément, nous reviendrons sur les considérations spéciales qui regardent chacun d'eux en particulier.

Etude des diverses influences qui modifient la composition du lait.

Une fois la base physiologique établie, nous avons étudié et nous allons exposer isolément l'influence des conditions particulières dont nous avons tenu compte dans le recueillement des observations.

Influence de l'âge de la nourrice.

L'âge de la nourrice influe-t-il sur la composition de son lait? On ne trouve rien dans les auteurs qui puisse éclairer

ce sujet *au point de vue chimique ;* chacun propose une limite
d'âge plus ou moins variable, sans baser son opinion sur aucun fait relatif à la composition du lait. Aétius (liv. iv, ch. 4)
prescrit ni moins de vingt ans ni plus de quarante ans. Van-
Swieten (t. IV, p. 595) conseille de vingt-cinq à trente ans,
et dit « qu'à vingt il en a souvent trouvé d'excellentes. » Parmi
les accoucheurs, Levret (1766, p. 264) veut une nourrice de
vingt à trente ans ; Mauriceau (t. Ier, 1740) de vingt-cinq
à trente-cinq ans ; Chailly, de vingt à trente ans. Parmi les
médecins, Rosen, de vingt à trente ans ; Fournier Pescay
(*Dictionnaire sc. méd.*, t. XXXVI, p. 287), de vingt-quatre
à trente ; Donné (*Conseils aux meres*, p. 120), de dix-huit à
trente-quatre ; Bouchut (p. 16, 1re édition), de vingt à trente-
cinq ; M. Lévy (*Traité d'hygiène*, 2e édition ; Paris, 1850,
t. II, p. 133 et suiv.), jusqu'à trente-cinq.

Ici tout était donc à faire. Pour arriver à la solution de ce
problème, nous avons divisé les nourrices en plusieurs périodes
d'âge : 1° de quinze à vingt ans ; 2° de vingt à vingt-cinq ;
3° de vingt-cinq à trente ; 4° de trente à trente-cinq ; 5° de
trente-cinq à quarante ans. Le tableau qui suit offre le résumé
de la composition du lait dans ces diverses périodes.

Résumé de l'influence de l'âge de la nourrice.

	De 15 à 20 ans.	De 20 à 25.	De 25 à 30.	De 30 à 35.	De 35 à 40.	État normal.
Densité.	1032.24	1033.08	1032.20	1032.42	1032.74	1032.67
Poids de l'eau	869.85	886.91	892.96	888.06	894.94	889.08
— des parties solides. . .	130.15	113.09	107.04	111.94	103 06	110.92
— du sucre	55.23	44.72	45.77	39.53	39.60	34.64
— du caséum et des matiè- res extractives . . .	55 74	58.73	56.53	42.33	42.07	39.24
— du beurre.	37.38	28.21	23.48	28.64	22.53	26.66
— des sels par incinération.	1.80	1.43	1.26	1.44	1.06	1.38

Si l'on y jette un regard attentif, on voit que la densité est
pour ainsi dire invariable ; car la différence en plus, de vingt

à vingt-cinq ans, est très légère, et le chiffre des unités est le même qu'à l'état normal.

Voici comment se comporte la densité suivant les âges :

De 20 à 25 ans . . . 1033.08
35 à 40. . . . . . 1032.74
30 à 35. . . . . . 1032.42
15 à 20. . . . . . 1032.20
25 à 30. . . . . . 1032.20

La quantité d'eau, ou son poids relatif, offre des variations notables, si l'on prend surtout pour point de comparaison les limites extrêmes de l'âge. Voici l'ordre de décroissance que suivent les quantités d'eau :

De 35 à 40 ans. . . 894.94
25 à 30. . . . . . 892.96
30 à 35. . . . . . 888.06
20 à 25. . . . . . 886.91
15 à 20. . . . . . 869.85

Ainsi donc, de quinze à vingt ans on a 869.85 d'eau dans le lait, et de trente-cinq à quarante ans il en existe 894.94. Dans l'intervalle de ces deux extrêmes, ces différences diminuent ou disparaissent ; mais, en somme, sur cinq époques diverses d'âge qui comprennent toutes les nourrices, il y en a quatre qui ne diffèrent de l'état normal que par trois unités en plus ou en moins sur 1,000.

La considération du poids des parties solides est la contre-partie de ce qui se passe pour le poids de l'eau : ainsi, plus de parties solides de quinze à vingt ans, moins de trente-cinq à quarante ans.

On le voit par le tableau suivant :

De 15 à 20 ans. . . 130.15
20 à 25. . . . . . 113.09
30 à 35. . . . . . 111.94
25 à 30. . . . . . 107.04
35 à 40. . . . . . 105.06

L'étude de ce qui se passe dans la distribution et la proportion relative de chaque élément ne montre pas qu'il y ait une régularité bien déterminée dans l'augmentation ou la diminution relative ou progressive de ces parties.

Dans la seule période de quinze à vingt ans, le caséum et le beurre ont pris un accroissement très marqué, au détriment du sucre; mais nous devons rappeler que, dans cette période, la moyenne ne porte que sur quatre cas, et que, dans les quatre autres périodes, nos calculs reposent sur quatre-vingt-cinq observations. Nous avons donc pour nous la probabilité de nous rapprocher de la vérité dans ces dernières circonstances. Voici les tableaux de progression et de décroissance pour les quatre principaux éléments du lait .

SUCRE.		CASÉUM.		BEURRE.		SELS.	
Ans.		Ans.		Ans.		Ans.	
25 à 30	45.77	15 à 20	55,74	15 à 20	37.38	15 à 20	1.80
20 à 25	44.72	30 à 35	42.33	30 à 25	28.64	30 à 35	1.41
35 à 40	39.60	35 à 40	42.07	20 à 25	28.21	20 à 25	1.43
30 à 35	39.53	20 à 25	38.73	25 à 30	23.48	25 à 30	1.26
15 à 20	35.33	25 à 30	36.53	35 à 40	22.23	35 à 40	1.06

En somme, l'âge de la nourrice n'amène pas de modification sensible dans la densité, dans le poids de l'eau ou des parties solides : une différence réellement appréciable n'existe qu'aux deux extrémités de l'échelle. Quant à la distribution relative des éléments constitutifs entre eux, cette modification n'existe que de quinze à vingt ans ; mais il est probable qu'elle doit tenir à un trop petit nombre d'observations, car partout ailleurs les quantités ne diffèrent de celles de l'état normal que dans les proportions en plus ou en moins : pour le sucre, de une à quatre unités ; pour le caséum, de une à trois ; pour le beurre, de deux à quatre; pour les sels, de quelques centièmes.

Le caséum, le beurre et les sels, de quinze à vingt et de trente à trente-cinq ans, marchent dans les mêmes proportions ; ailleurs les rapports sont changés. Le sucre ne subit pas les mêmes influences.

La période qui se rapproche le plus de l'état physiologique est placée entre vingt et trente ans.

Les tableaux 4, 5, 6, 7 et 8 représentent les détails relatifs à l'influence de l'âge de la nourrice dans chaque période. (*Voyez à la fin du travail.*)

Influence de l'âge du lait.

La question de l'influence de l'âge du lait sur sa composition a donné lieu aux interprétations les plus variées. Presque toujours jugées hypothétiquement et selon les diverses théories admises par les auteurs ou par les médecins chimistes, ces opinions, quand on les recueille, donnent des résultats souvent bien opposés. Pour n'en citer que quelques unes :

F. Mauriceau (1740) conseillait un lait de un mois à deux, et jamais plus vieux que trois à quatre mois.

On lit dans le *Code des nourrices* (p. 43 , ordonnance de police , 17 décembre 1762), qu'il était défendu de prendre des nourrissons avant sept mois et après deux ans.

A. Levret (1766) disait déjà : « C'est bien moins sur l'âge du lait qu'il faut compter que sur sa bonne qualité et sa grande quantité. » Et encore : « Il y a de vieux laits très bons, très abondants et qui durent très longtemps. »

Donné (p. 112 , *Conseils aux mères*) considère comme le meilleur lait celui de quatre à six mois. « Je ne donnerai , dit-il , jamais avec confiance à un enfant qui vient de naître une nourrice dont le lait aurait plus de six à huit mois , fût-elle la meilleure du monde. » On pourrait trouver quelque contradiction dans les termes de cette proposition, surtout si on les rapproche de ces paroles du même auteur (*Cours de microscopie* , p. 446) : « Il n'y a que le lait de huit à quinze jours au plus qui, comparé à un de plusieurs mois , offre des différences, et encore risquerait-on de s'y tromper. » Sur quoi faut-il donc alors fonder ses préférences ou sa répulsion ? Rappelons que M. Donné n'usait que du microscope.

M. Bouchut, sans établir aucune discussion, conseille un lait de six à huit mois (*Maladies des enfants*, p. 16).

M. Chailly (*Traité d'accouchements*, Paris, 1853, p. 997) veut un lait d'au moins six semaines et d'un an au plus.

M. Michel Lévy (t. II, p. 132, *Traité d'hygiène*) dit « qu'au delà de dix mois à un an le lait n'est plus approprié à un nouveau-né. » Il ajoute cependant que des exceptions heureuses se montrent assez souvent.

Voici ce que donne l'analyse de nos observations.

Nous devions ici diviser encore nos faits en un certain nombre de périodes. La présence du colostrum dans le lait des femmes récemment accouchées nous a engagés à classer à part toutes les observations recueillies dans ces circonstances. Dans le tableau qui va suivre, nous donnons le résumé des laits observés de un à quinze jours ; c'est pour nous la période qui coïncide principalement avec la présence du colostrum. Viennent ensuite les analyses du lait mois par mois, de un à vingt-quatre ; le tableau qu'on verra plus loin en offre toutes les phases.

Du lait de 1 à 15 jours.

	3 jours.	4 jours.	5 jours.	8 jours.	9 jours.	10 jours.	11 jours.	15 jours.	De 1 jour à 5 jours.	De 5 jours à 45 jours.
Densité	1032.23	1032.86	1032.68	1031.35	1031.26	1032.20	1025.61	1032.20	1032.69	1030.55
Poids de l'eau.	874.47	869.54	882.43	872.89	882.97	852.50	874.68	870.11	877.20	869.39
— des parties solides. .	125.53	130.46	117.55	127.11	117.03	147.70	128.32	129 89	422.80	130.60
— du sucre. .	43.13	59.73	58.31	42.02	42.27	48.46	55.54	44.15	40.06	41.69
— du caséum et des matières extractives..	47.10	44.18	44.77	44.57	44.47	45.08	52.98	48.66	45 55	45.41
— du beurre.	33.71	44.44	35.02	38.41	22.29	54.95	56.42	38.51	55.78	41.54
— des sels par incinération. . .	1.59	1.79	1.45	2.41	2.00	1.23	3.58	1.60	1.61	2.17

Résumé de l'influence de l'âge du lait de 1 à 24 mois.

	De 1 jour à 1 mois.	De 1 à 2 mois.	De 2 à 3 mois.	De 3 à 4 mois.	De 4 à 5 mois.	De 5 à 6 mois.	De 6 à 7 mois.	De 7 à 8 mois.	De 8 à 9 mois.	De 9 à 10 mois.	De 10 à 11 mois.	De 11 à 12 mois.	De 12 à 18 mois.	De 18 à 24 mois.
Densité	1031,69	1033,11	1032,70	1032, 0	1032,10	1034,35	1034,97	1031,37	1032,88	1031,44	1031,61	1030,68	1032,05	1030,81
Poids de l'eau..	872,84	872,99	886,16	889,67	888,25	901,51	891,35	889,49	891,65	889,28	900,63	889,01	891,31	876,55
Poids des parties solides.	127,16	127,01	113,84	110,33	111,75	98,49	108,65	110,51	108,35	110,72	99,37	110,96	108,66	123,15
Poids du sucre. . . . . , . . .	40,40	43,13	43,37	44,47	44,66	42,00	44,18	44,52	45,31	45,84	47,62	43,91	43,92	11,33
Poids du caséum et matières extractives. . .	45,38	48,26	37,92	36,96	38,28	38,63	38,86	45,02	38,79	38,57	31,06	41,06	36,98	37,32
Poids du beurre.	39,55	34,05	31,22	27,79	27,31	16,57	24,35	22,79	23,06	25,03	19,47	24,61	26,11	13,17
Poids des sels par incinération	1,83	1,57	1,33	1,41	1,50	1,29	1,26	1,18	1,19	1,28	1,22	1,38	1,32	1,33

La densité offre quelques variations. Elle est à son maximum (1,034,97) de 6 à 7 mois, à son minimum de 11 à 12 mois (1030,68).
Voici l'ordre d'après lequel elle se comporte du *plus* au *moins*.

De	6 à	7 mois.	1034,97
	5	6.	1034,35
	1	2.	1033,11
	3	4.	1032,90
	8	9.	1032,88
	2	3.	1032,70
	1	5.	1032,10
	12	18.	1032,05
	10	11.	1031,61
	9	10.	1031,44
De	1 jour à	30 jours.	1041,41
De	7 à	8 mois.	1031,37
	18	24.	1030,81
	11	12.	1030,68

Rien de réglé ni d'uniformément progressif.

2*

Ce tableau représente de 1 à 15 jours , le résumé de l'influence de l'âge du lait.

Le tableau qui suit :

Influence de la présence du colostrum de 1 à 15 jours (26 cas).

	Moyenne.	Maximum.	Minimum.	Etat normal.
Densité.	1031.34	1032.86	1025.61	1032.67
Poids de l'eau.	872.45	882.97	890.34	889.08
— parties solides. . .	127.55	147.70	117.03	110.92
— du sucre.	41.23	48.46	35,54	43.64
— du caséum et des matières extractives.	44.05	48.66	32.92	39.24
— du beurre.	40.35	56.42	28.89	26.66
— des sels par incinération.	1.92	3.38	1.23	1.38

donne la moyenne de la composition du lait sous l'influence du colostrum comparée à l'état normal. Voici les différences les plus saillantes.

Densité diminuée dans l'ordre suivant :

$$
\begin{array}{lr}
\text{4 jours.} . . . . & 1032.86 \\
\text{5.} . . . . & 1032.68 \\
\text{3.} . . . . & 1032.23 \\
\text{10.} . . . . & 1032.20 \\
\text{15.} . . . . & 1032.20 \\
\text{8.} . . . . & 1031.35 \\
\text{9.} . . . . & 1031.26 \\
\text{11.} . . . . & 1025.61 \\
\text{Et de 4 jour à 5.} . . . . . . & 1032.69 \\
\text{Le 8 — à 15.} . . . . . . & 1030.33 \\
\end{array}
$$

Ainsi, à 4 jours, le maximum ; à 11 jours, le minimum. Ce dernier chiffre tient à l'augmentation du beurre.

Poids de l'eau diminué :

              Ainsi :   9 jours. . . .   882.97
                        5. . . . . . .   882.45
                        3. . . . . . .   874.47
                        8. . . . . . .   872.89
                       11. . . . . . .   871.68
                       15. . . . . . .   870.11
                        4. . . . . . .   869.39
                       10. . . . . . .   852.30

        Et de 1 jour à 5. . . . . . .   877.20
          de 5 — à 15. . . . . . .   869.39

Minimum à 9 jours, maximum à 10 ; eau constamment diminuée à toutes les périodes.

Poids des parties solides augmenté dans les proportions suivantes :

                   10 jours. 147.70
                    4. . . . .   130.16
                   15. . . . .   129.89
                   11. . . . .   128.32
                    8. . . . .   127.11
                    3. . . . .   125.53
                    5. . . . .   117.55
                    9. . . . .   117.03

        Et de 5 à 15 jours. . . .   130.61
          de 1 à 5. . . . . . .   122.80

Ainsi, parties solides augmentées à toutes les périodes : au maximum à 10 jours, au minimum à 9.

Poids du sucre diminué ainsi :

                   10 jours. 48.46
                    3. . . . .   43.13
                    9. . . . .   42.27
                    8. . . . .   42.02
                   15. . . . .   41.13
                    4. . . . .   39.75
                    5. . . . .   38.31
                   11. . . . .   35.54

        Et de 5 à 15 jours. . . .   41.69
          de 1 à 5. . . . . . .   40.06

L'augmentation n'a lieu ici qu'au dixième jour : partout ailleurs il y a un chiffre au-dessous de la moyenne ; mais cette diminution n'est que de quelques unités.

Poids du caséum augmenté dans l'ordre suivant :

15 jours.	48.66
3.	47.10
5.	44.77
8.	44.57
9.	44.47
4.	44.18
10.	43.08
11.	32.98
Et de 5 à 15 jours.	45.44
de 4 à 5.	45.35

L'augmentation se caractérise mieux ici ; si l'on excepte la période de 11 jours, où il y a diminution de 7 unités, l'augmentation règne dans les autres périodes. La moyenne donne un chiffre plus élevé de 5.

Poids du beurre augmenté ainsi :

11 jours.	56.42
10.	64.93
4.	44.44
15.	38.50
8.	38.11
3.	33.74
5.	33.02
9.	38.29
Et de 5 à 15 jours.	41.24
de 4 à 5.	35.78

Ici l'augmentation est constante et souvent considérable, comme de 26 (état normal) à 56.

Poids des sels augmenté :

```
11 jours . . . . . . . .  8.38
 8 . . . . . . . . . .  2.41
 6 . . . . . . . . . .  2.00
 4 . . . . . . . . . .  1.79
15 . . . . . . . . . .  1.60
 3 . . . . . . . . . .  1.59
 5 . . . . . . . . . .  1.45
10 . . . . . . . . . .  1.23
```

Et de 5 à 15 jours. 2.20
de 1 à 5. . . . . 1.83

Mêmes résultats que pour le caséum et le beurre, mais dans une proportion bien inférieure.

Si l'on décompose encore ces faits, et si l'on étudie les deux dernières colonnes du tableau du lait de 1 à 15 jours, on voit que : de 1 jour à 5, les changements sont moins sensibles que de 5 à 15. C'est dans cette dernière période que la moyenne des éléments solides s'élève de 110 à 130, et celle du beurre, en particulier, de 26 à 41.

Les tableaux 12, 13, 14, 15, 16, 17, 18, 19, 20 et 21 offrent les analyses de chaque jour de 1 à 15. (*Voyez ces tableaux à la fin du travail.*)

En résumé, de 1 jour à 15, l'âge du lait offre les modifications suivantes :

Diminution partielle de la densité.

Diminution constante de la quantité d'eau.

Augmentation constante du poids des parties solides.

Diminution presque constante, mais faible, du sucre.

Augmentation notable du caséum.

Augmentation très marquée du beurre.

Augmentation des sels.

Les résultats que nous avons obtenus diffèrent de ceux qui ont été publiés depuis quelques années.

Simon, d'après Lehmann, sur 1,000 parties donnant pour le poids des parties solides à l'état normal le chiffre 109, l'élève à 172 pour la période du colostrum : c'est, ainsi qu'on le voit, un chiffre exagéré, car notre maximum sur 26 cas ne s'est élevé qu'à 147.

Simon, du reste, admet que cette élévation du chiffre des parties solides est due à l'*augmentation du sucre et à la diminution de la caséine*. C'est évidemment une erreur soit d'analyse, soit de théorie.

Nos chiffres représentent ainsi les rapports du sucre et de la caséine.

	Etat normal.	Etat colostral.
Caséum.	39	44
Sucre.	43	41

C'est sur le beurre que porte évidemment cette augmentation.

	Etat normal.	Etat colostral.
Beurre	26.66	40.35

Donné, quoique n'observant qu'avec le microscope, avait déjà parfaitement, mais incomplétement, signalé ce fait.

Lehmann professe que le résultat des analyses témoigne qu'il y a augmentation du beurre : « Le colostrum, dit-il, est » plus riche en graisse que le lait des mêmes espèces animales. » Cela tient peut-être au contenu gras des corps granuleux. » Le colostrum, selon lui, renferme aussi deux ou trois fois *plus de sels* que le lait ordinaire. Quant à nous, nous n'avons rencontré pour cet élément qu'une différence *en plus* de 54 centièmes sur 1,000 : c'est bien moins important.

Du lait mois par mois.

Le tableau ci-contre donne les analyses du lait de la femme de 1 mois à 24.

Poids de l'eau :

```
De   5 à   6 mois. . . .   901.51
    10 à  11. . . . . . . .   900.63
     8 à   9. . . . . . . .   891.65
     6 à   7. . . . . . . .   891.35
    12 à  18. . . . . . . .   891.34
     3 à   4. . . . . . . .   889.67
     7 à   8. . . . . . . .   889.49
     9 à  10. . . . . . . .   889.28
    11 à  12. . . . . . . .   889.04
     4 à   5. . . . . . . .   888.25
     2 à   3. . . . . . . .   886.16
    18 à  24. . . . . . . .   876.55
     1 à   2. . . . . . . .   872.99
De 1 jour à 1 mois . . .   872.84
```

Ainsi, c'est de 5 à 6 mois qu'il y aurait *le plus* d'eau (901,51) et de 1 jour à 1 mois, qu'il y en aurait *le moins* (872,84). Dans neuf de ces périodes, la quantité d'eau se maintient à peu près à l'état normal. Elle s'élève *notablement au-dessus* de 5 à 6 mois, et de 10 à 11 ; *notablement au-dessous* de 18 à 24, de 1 à 2 mois, et de 1 jour à 1 mois. C'est une chose curieuse cependant que le rapprochement de ces deux périodes extrêmes dans l'abaissement de la quantité d'eau, et il faut certainement le noter comme un fait très saillant et hors de douté.

Le chiffre des parties solides suit, en général, la marche inverse de ce qui a lieu pour les quantités d'eau. Nous nous bornerons à indiquer l'ordre de leur décroissance :

```
De  1 jour à  1 mois. . . .   127.16
De  1 mois à  2 mois. . . .   127.01
   18  —   24 . . . . . . .   123.45
    2  —    3 . . . . . . .   113.84
    4  —    5 . . . . . . .   111.75
   11  —   12 . . . . . . .   110.96
    9  —   10 . . . . . . .   110.72
    7  —    8 . . . . . . .   110.51
    3  —    4 . . . . . . .   110.33
   12  —   18 . . . . . . .   108.66
```

De 6 mois à 7. . . . . . . 108.65
    8 —   9. . . . . . . 108.35
   10 —   11. . . . . . .   99.37
    5 —   6. . . . . . .   98.49

L'influence de la présence du colostrum semble se continuer encore au delà. — Elle existe évidemment et elle est
forcément comprise dans la période de 1 jour à 1 mois. Mais de
1 mois à 2, l'élévation du poids des parties solides (portée de
110,92 à 127,01) est encore considérable. Si elle est ici interrompue par l'intercurrence de la période de 18 à 24 mois
(nous n'avons qu'un cas de cette nature), elle a presque disparu d'une manière évidente à l'époque de 2 à 3 mois, où le
poids des parties solides retombe à 113,84 pour se maintenir
à 111 ; de 4 à 5 mois, redescendre à 110, chiffre normal dans
cinq périodes ; s'abaisser dans 3 autres à 108, et ne tomber à
98 et 99, qu'entre 10 et 11, et 5 et 6 mois. Si donc on peut
admettre que la persistance du colostrum est la cause de l'élévation du chiffre des parties solides dans les périodes de 1 à
3 mois inclusivement, c'est alors la seule influence que le
poids des parties solides subit par l'âge du lait. Ailleurs, ou
ce poids est normal, ou bien il dépasse de très peu, en dessus
et en dessous, les limites naturelles. La période de 18 à 24
mois nous semble une exception, et donne un chiffre qu'un
plus grand nombre d'observations aurait sans doute corrigé.

Quel rôle chaque élément solide a-t-il joué dans cette modification ?

Marche du sucre.

De 10 à 11 mois. 47.62
    9 à 10 . . . .   45.84
    8 à 9. . . . . 45.31
    4 à 5 . . . .   44.66
    3 à 4 . . . .   44.47
    6 à 7 . . . .   44.18
   12 à 18 . . . .   44.92
   11 à 12 . . . .   43.91
    9 à 2 . . . .   43.37

De 1 à   2 mois. 43.13
      5 à   6 . . . .   42.00
      7 à   8 . . . .   41.52
     18 à 24 . . . .   41.33
   1 jour à   1 mois. 40.40

C'est donc dans la période de 10 à 11 mois que le maximum du sucre a lieu ; le minimum de 1 jour à 1 mois. Il augmente en progression régulière de 1 à 5 mois, quoique au-dessous de la moyenne normale. Il baisse de 5 à 6, de 7 à 8 mois, et s'élève avec la même régularité jusqu'à la période de 10 à 11 mois, où il acquiert son maximum. De 11 à 12, de 12 à 18, de 18 à 24 mois, il s'abaisse relativement au chiffre obtenu à 10 mois ; mais, par le fait, sa quantité est la même entre 11 et 12 qu'entre 2 et 3 mois, entre 12 et 18 qu'entre 3 et 4 mois ; elle est supérieure même entre 18 et 24 qu'entre 1 jour et 1 mois. D'où il ressort que la quantité de sucre n'est notablement augmentée qu'entre 8 et 10 mois, notablement diminuée que de 1 jour à 1 mois.

Marche du caséum.

De   1 à   2 mois. 48.26
De   1 jour à   1 mois. 45.38
      7   —   8. . . . . . .   45.02
     11   —   12 . . . .   44.06
      6   —   7 . . . .   38.86
      8   —   9 . . . .   38.79
      5   —   6 . . . .   38.63
      9   —   10 . . . .   38 57
      4   —   5 . . . .   38.28
      2   —   3 . . . .   37.92
     18   —   24 . . . .   37.32
     12   —   18 . . . .   36.98
      3   —   4 . . . .   36.96
     10   —   11 . . . .   31.06

Le *maximum* de l'augmentation est de 1 à 2 mois, le *minimum* de 10 à 11 mois.

Si l'on réunit les deux chiffres qui sont en tête, et où le caséum a beaucoup augmenté (de 35 à 45 et 48), on voit que cela coïncide avec la période de 1 *jour* à 2 *mois*. Et si, acceptant un instant l'époque de 3 à 4 mois, on prend les trois dernières périodes du tableau, on remarque qu'elles embrassent de 10 à 24 mois.

Comparativement à la moyenne normale (39,24), le résultat général offre donc, augmentation notable de la caséine de 1 jour à 2 mois seulement (45 et 48), *diminution évidente* de 10 à 24 mois (37, 31) : c'est là la conséquence la plus saillante.

En dehors de ces périodes, les différences ne sont ni progressives, ni parallèles, et l'on ne peut en tirer aucune règle fixe.

Marche du beurre.

			18 mois.	64.47
De	1 jour à	1 mois.	39.55
1	—	2	. . . .	34.05
2	—	3	. . . .	31.22
3	—	4	. . . .	27.79
4	—	5	. . . .	27.31
12	—	18	. . . .	26.44
9	—	10	. . . .	25.03
11	—	12	. . . .	24.61
6	—	7	. . . .	24.35
8	—	9	. . . .	23.06
7	—	8	. . . .	22.79
9	—	10	. . . .	19.47
5	—	6	. . . .	16.57

La période de dix-huit mois, ainsi que cela a déjà eu lieu dans quelques chapitres, se trouve ici en tête, comme époque où le beurre est au maximum dans l'âge du lait. Nous reproduirons la même observation : c'est que nous n'avons qu'*un seul cas* pour cette période, et que nous ne pouvons en tirer une conséquence bien logique. Il convient donc de l'omettre provisoirement jusqu'à ce que de nouveaux faits infirment ou confirment ce résultat.

Cette exception admise, le *maximum* du beurre se trouve

exister dans la période de 1 jour à 1 mois; le *minimum* de 5 à 6 mois.

Ce qu'il y a de remarquable, c'est l'augmentation persistante du beurre dans la période de 1 jour à 5 mois exclusivement, et quoique dans ces circonstances le chiffre du beurre soit toujours au-dessus de la 'moyenne physiologique, il va en *décroissant* de 1 jour à 5 mois. Dans cinq périodes successives, la présence du colostrum peut bien agir de 1 jour à 2 mois. Mais ce serait lui donner une étendue trop prolongée que d'admettre son influence jusqu'à la fin du quatrième mois.

Il n'y a une véritable *diminution* du beurre que dans les périodes de 10 à 11 et de 5 à 6 mois, et dans ces périodes l'observation a porté sur 7 et 9 cas; on ne conçoit donc pas parfaitement la cause de cet arrêt subit à 5 mois, quand à la fin du quatrième la moyenne était encore surpassée.

Dans les autres époques, le chiffre du beurre est à peu près normal.

Ainsi donc, *augmentation* constante et progressive des quantités du beurre de 1 jour à 4 mois inclusivement (de 26 à 39).

Diminution de 5 à 6 et 11 à 12 mois (de 26 à 19 et 16).

Marche des sels.

De	1 jour à	1 mois	1.83
De	1 mois à	2 mois	1.57
	4 —	5	1.50
	11 —	12	1.38
	2 —	3	1.33
	18 —	24	1.33
	12 —	18	1.32
	5 —	6	1.29
	9 —	10	1.28
	6 —	7	1.26
	10 —	11	1.22
	8 —	9	1.19
	7 —	8	1.18
	3 —	4	1.14

L'élévation du chiffre des *sels* est constante et bien notable de 1 jour à 2 mois inclusivement. Là se trouve la période de 3 à 4 qui offre le chiffre le plus inférieur, et de 4 à 5 l'élévation reparaît, de 11 à 12 on a le chiffre normal, et toutes les autres époques donnent un abaissement.

Il y a donc à peu près (excepté de 3 à 4 mois) *augmentation* des sels de 1 jour à 5 mois inclusivement. *Diminution* (sauf de 11 à 12 mois) dans toutes les autres époques.

En résumé, l'âge du lait, hors la période colostrale, donne les résultats généraux suivants :

Densité. . . . . . { *Variations* en plus ou en moins, de deux unités, sans loi ou marche progressive régulière.

Poids de l'eau . . { *Élévation* notable de la quantité d'eau, de 5 à 6 et de 10 à 11 mois. *Abaissement* de 1 à 2 mois et de 1 jour à 1 mois, c'est-à-dire effet opposé à deux périodes extrêmes.

Poids des parties solides. . . . . { *Augmentation* notable du poids des parties solides de 1 à 3 mois.

Poids du sucre . . { Notablement *augmenté* de 8 à 10 mois. Notablement *diminué* de 1 jour à 1 mois.

Poids du caséum. { *Augmentation* de 1 jour à 2 mois inclusivement. *Diminution* de 10 à 24 mois.

Poids du beurre. . { *Augmentation* forte, constante, de 1 jour à 5 mois. *Diminution* de 5 à 6 et de 10 à 11 mois.

Poids des sels . . { *Augmentation* faible, mais presque constante, progressive, de 1 jour à 5 mois. *Diminution* ou abaissement à toutes les autres époques.

Les tableaux n°s 22, 23, 24, 25, 26, 27, 28, 29, 30, 31, 32, 33, 34 et 35 donnent la composition normale et comparée, toutes les fois que les auteurs l'ont indiquée, du lait de la femme à tous les âges du lait. (*Voy. ces tableaux à la fin du travail.*)

Influence de la constitution de la nourrice.

La plupart des auteurs anciens et modernes s'accordent à regarder la constitution de la nourrice comme pouvant influer d'une manière importante sur la composition et la bonté de son lait. Presque tous, médecins ou accoucheurs : Levret, Mauriceau, Rosen, Chailly, Bouchut, indiquent une *forte constitution* comme un des caractères importants de la bonne nourrice. Donné seul, d'après ses recherches microscopiques, s'exprime en ces termes (*Conseils aux mères*, page 70): « La » femme la mieux portante et la mieux constituée peut être » mal partagée du côté de la glande mammaire et de la sé- » crétion du lait. »

Disons d'abord ce que nous entendons *par constitution forte* et *faible*. Nous avons classé, dans la première section, toutes les nourrices en général brunes, ayant les muscles développés, le teint frais, un embonpoint modéré et toutes les autres apparences extérieures de la force et de la résistance vitale. Dans la deuxième ont été placées toutes celles qui, à une peau blanche, à des cheveux blonds ou roux, joignaient un système musculaire flasque, et chez qui la contractilité musculaire ne se faisait pas énergiquement. En un mot, nous avons cherché non seulement à agir d'après les données générales admises sur ce sujet, mais nous avons apporté beaucoup de soins à ce classement.

Voici nos résultats :

Résumé de l'influence de la constitution.

	Constitution forte.	Constitution faible.	État normal.
Densité	1032.97	1031.90	1032.67
Poids de l'eau.	944.19	887.59	889.08
— des parties solides . . .	88.81	112.41	110.92
— du sucre.	32.55	42.88	43.64
— du caséum et des matiè- res extractives. . . .	28.98	39.21	39.24
— du beurre	25.96	28.78	26.66
— des sels par incinération.	1.32	1.54	1.38

Comme il est facile de s'en apercevoir, les différences sont considérables. Et ce qui ne pouvait être raisonnablement soupçonné, c'est que la constitution *faible* offre une composition presque identique avec la *moyenne* normale, tandis que la constitution *forte* s'en éloigne sur deux points très notablement.

Ainsi la *densité* s'abaisse un peu dans la constitution *faible* et est normale pour la *forte* (*constitution faible*, 1031.90 ; *constitution forte*, 1032.97).

Le poids de l'*eau* augmente considérablement dans la constitution *forte* pour rester à peu près normal dans celle opposée (911.19 — 887.59). Le poids des *parties solides* représente la proportion inverse : de 110, chiffre normal, leur poids tombe à 88 dans la constitution *forte*, et reste à 112 dans la constitution *faible* (88.81 — 112.41).

C'est sur le *sucre* (42.88 -- 32.55) et sur le caséum (39.21— 28.98) que porte la diminution des éléments solides : pour la constitution *forte*, de 43 et de 39, moyenne normale, ils s'abaissent à 32 et à 28. Ces résultats sont très remarquables, si l'on songe surtout qu'ils portent sur 63 cas dans la section des nourrices *fortes*. Chez les faibles, le sucre et le caséum gardent les proportions physiologiques ordinaires.

Le *beurre* (28.78 — 25.96) diminue de 1 unité chez les nourrices *fortes*, et augmente de 2 chez les *faibles*. C'est une modification de peu d'importance eu égard aux autres résultats.

Les *sels* augmentent un peu chez les nourrices *faibles* (1.54 — 1.32).

Les tableaux 37 et 38 donnent les détails de la composition du lait pour les deux circonstances de la *force* ou de la *faiblesse* de la constitution. (*Voy. ces tableaux à la fin du travail.*)

Influence du nombre des enfants.

Jusqu'à ce jour, aucune recherche spéciale n'a été faite sur

la composition du lait, dans ces deux conditions de primi
ou de multiparité. Si la plupart des auteurs, entre autres
Smellie (t. Ier, p. 478), et M. Donné (*Conseils aux mères*, p. 114),
conseillent une nourrice pluripare, ce n'est pas au point de
vue de la meilleure qualité de son lait, mais bien parce qu'ils
la considèrent comme plus habile, plus expérimentée dans
les soins que réclame un nouveau-né. M. Bouchut (p. 30) a
seul écrit, sans le démontrer par aucune analyse, que le lait
des nourrices multipares était meilleur, plus abondant et plus
riche.

Le tableau suivant offre les résultats comparatifs du lait
observé dans ces deux conditions.

Résumé de l'influence du nombre des enfants.

	Etat primipare.	Etat multipare.	Etat normal.
Densité	1031.84	1032.30	1032.67
Poids de l'eau	889.35	885.53	889.08
— des parties solides. . . .	110.65	114.47	110.92
— du sucre.	44.14	46.82	43.64
— du caséum et des matiè- res extractives. . . .	39.46	39.27	39.24
— du beurre	25.66	27.04	26.66
— des sels par incinération.	1.39	1.37	1.38

Quoiqu'il existe peu de différences capitales entre les deux
espèces de laits, nous devons faire remarquer cependant la
conformité presque complète des *primipares* avec la moyenne
normale. Il n'y a que 34 cas de ce genre sur 58 dans les
conditions opposées, ce n'est donc pas absolument le grand
nombre de cas de ce genre qui aura donné aux deux moyennes
(*la normale* et celle des primipares) leur caractère remarquable de ressemblance.

La *densité* baisse un peu chez les primipares (1032.30 —
1031.84) ; l'*eau* (889.35 — 885.53), diminuée chez les multipares, reste normale ailleurs ; d'où les *parties solides* augmentent de quelques unités chez les multipares (114.47 — 110.65).

C'est sur le *sucre* et le *beurre* que porte cette légère augmentation (*sucre*, 46.82 — 44.14 ; *beurre*, 27.01 — 25.66). Le *caséum* (39.27 — 39.46) et les *sels* (1.39.— 1.37) gardent les mêmes rapports. Ce sont les conditions normales.

En résumé, si les chiffres qui représentent l'état normal doivent être pris comme base et comme expression de ce qui se rapproche le plus de la vérité, toute analyse qui la reproduira le plus approximativement devra aussi être considérée comme la meilleure condition. A ce titre, le lait des nourrices primipares est évidemment plus conforme à l'état normal que celui des multipares. Mais il faut se hâter d'ajouter que les différences légères qui distinguent celui des multipares ne sont pas assez importantes pour ne pas être compensées et au delà par l'expérience et l'habitude acquises dans les soins à donner aux nouveaux-nés. C'est sous ce rapport qu'on peut continuer à partager l'opinion de la plupart des auteurs. Sachons seulement que cette préférence n'est pas basée sur des différences prouvées pas des analyses sur la composition du lait.

Influence de la gestation.

L'influence de la gestation, qu'il serait très intéressant de connaître d'une manière précise et d'établir sur un certain nombre d'analyses, ne saurait être résolue définitivement par nos recherches. Sur 89 cas de nourrices saines, nous n'en avons observé qu'*une seule* qui fût enceinte. On comprend facilement les obstacles qui s'opposent à cette rencontre : le préjugé ou l'opinion qui considère comme une condition très fâcheuse la gestation pendant l'allaitement, fait que chez toutes les nourrices, et les mères surtout, la nourriture cesse d'être donnée dès que cette condition est soupçonnée ou certaine. Ce n'est souvent alors que dans le cas d'ignorance qu'on peut observer quelques uns de ces cas.

L'unanimité dans les auteurs est presque générale pour repousser un pareil lait.

André Levret (*Traité d'accouchement*, p. 276) dit : « Le lait
» épais et fromageux est celui...... d'une femme *enceinte*, par
» conséquent le plus mauvais de tous. »

F. Mauriceau (t. Ier, p. 527) pose en principe que, pour être
nourrice, la femme ne sera pas *grosse*.

L'auteur de l'article LAIT du *Dictionnaire des sciences
médicales* dit que « la grossesse est nuisible seulement à la
fin , quand le fœtus attire à lui tous les éléments de la nutrition : il y a, ajoute-t-il, beaucoup d'exemples favorables.
Il suffit de considérer ce qui se passe dans les campagnes.
Là les femmes font, du moins pendant les premières années
de leur mariage, un enfant tous les ans. — Elles nourrissent
les enfants pendant neuf à dix mois, et l'on sait que la santé
la plus florissante est l'apanage des jeunes villageois. »

On a dit aussi que ce lait donnait lieu au rachitisme (Louis
Sinibaldi, traduit par Bonpard); mais cette opinion a été
réfutée par Joubert, Lamotte, Puzos, Van-Swieten, etc.

Lhéritier (p. 636) se prononce contre l'allaitement dans cette
circonstance.

Chailly (p. 774) s'exprime ainsi : « Si la femme devient en-
» ceinte, l'allaitement doit être cessé , non pas que le lait soit
» alors un poison, mais il diminue de quantité et de qualité. »

M. le docteur Raciborski a adressé à l'Académie quelques
observations microscopiques à ce sujet.

Enfin , M. Natalis Guillot (*Union médicale*, 5 février 1852)
établit que la gestation est une condition mauvaise pour la
nourrice.

Mais aucune analyse directe ne vient à l'appui de toutes ces
opinions ; il est bon cependant de rappeler et de rapprocher
des théories contraires l'expérience d'un auteur dont les écrits
sont estimés à si juste titre. Van-Swieten (*Comment. sur Boerhaave*, t. IV, p. 594) revient à plusieurs reprises sur cette question, et s'exprime ainsi :

« Numerosissimas vidi mulieres quæ singulis fere annis fe-

» liciter pariebant, licet ubera præberent infantibus. » (T. IV,
p. 594.)

« Quotidiana observata docent..... mulieres quæ proprios
» infantes lactant..... concipere lactationis tempore et felici-
» ter prolem educare. » (P. 598).

Enfin , il cite le fait suivant : « Vidi mulierem quæ primos
» partus dolores percipiens, dabat ubera annuo infanti, illum-
» que subridens monebat , ut valediceret mammis, quæ mox
» nascituro dicatæ jam erant. Dum mirabar, dixit sex jam vi-
» cibus se idem fecisse. Post paucas horas enixa fuit infan-
» tem sanum et robustum quem feliciter educavit. » (P. 598.)

Cette observation prouve à la fois l'innocuité de la grossesse
sur l'allaitement et l'innocuité de l'allaitement sur le fœtus.

Un fait semblable a été observé l'an dernier (1852) dans le
service de M. Horteloup à l'Hôtel-Dieu, par M. Roussin , son
interne. Une femme vint y accoucher, et ne cessa de présenter
le sein à son dernier enfant qu'au moment où elle donnait le
jour à un nouveau-né. Jamais le nourrisson n'avait souffert
de l'état de gestation de sa mère.

Quand on recherche l'influence de ces idées anciennes sur
la législation des nourrices , on en retrouve la trace et les
conséquences les plus graves.

Ainsi , dans le *Code des nourrices* (1781), page 10, article 8
de la déclaration du roi, 1er mars 1727, on lit : « Comme aussi
faisons défenses sous les mêmes peines (punitions corporelles)
à toutes nourrices qui se trouveront grosses , de prendre des
enfants pour les nourrir et allaiter , et de 50 livres d'amende
contre les maris. » *Même code*, page 41 (sentence de police du
17 janvier 1727) : « Ordonnons..... que les nourrices seront
tenues , en cas de grossesse, d'en donner avis au moins dans
le deuxième mois, aux pères et aux mères des enfants ; faisons défense à toutes nourrices qui se trouveront grosses, de
prendre des enfants pour les nourrir et allaiter ; et ce , sous
peine du fouet et de 50 livres d'amende contre les maris. »

Cette question , que nous avons pu étudier chez la vache , nous permettra peut-être, à cet endroit, d'émettre par analogie quelques conclusions pour ce qui doit se passer chez la femme. Rappelons seulement que la jument est conduite à l'étalon huit jours après le part, que l'ânesse et la chèvre ne peuvent nourrir qu'à la condition d'être pleines.

La seule observation que nous ayons pu recueillir a trait à une femme de la campagne.

Nous avions analysé son lait hors la grossesse ; nous donnons ici les deux analyses, l'une avant et l'autre pendant la grossesse , et nous les mettons en regard de ce qui a lieu dans l'état normal. La gestation était arrivée à près de trois mois.

Influence de la gestation (1 cas).

	3 mois.	Etat normal.
Densité	1030.67	1032.67
Poids de l'eau. . . . . . , ...	860.97	889.08
— des parties solides.	139.01	110.92
— du sucre.	46.47	43.64
— du caséum et des matières ex-tractives.	34.52	39.24
— du beurre.	55.97	26.66
— des sels par incinération . . .	2.05	1.38

La densité a diminué, ce qui tient à l'augmentation du beurre (1032 à 1030).

Le poids de l'eau a considérablement diminué , de 889 à 860, et le poids des parties solides est modifié dans le sens inverse (de 110 à 139).

Cette augmentation des parties solides dépend principalement de l'augmentation du beurre, qui de 26 s'élève à 55. Le caséum a perdu 5 unités (39 à 34), et le sucre en a gagné 3 (de 43 à 46). Les sels ont aussi augmenté (de 1.38 à 2.05). Ces modifications, si elles étaient constantes , seraient certainement très remarquables. Notons que, sans le secours de l'analyse, André Levret avait donné des caractères bien en rapport avec l'analyse que nous publions ici.

Il est curieux de rapprocher de cette influence exercée chez la femme celles que nous avons notées avec beaucoup de soin chez la vache.

Vache.

	Etat normal, moyenne de 50 observations.	Etat de gestation. Etat spécial de 5 mois(1).	Influence de la plénitude (en général).	Influence de la vacuité (en général),
Densité	1033.36	1033.57	1032.39	1035.69
Eau.	864.06	860.52	849.27	869.89
Parties solides. . .	135.94	139.48	150.73	130.11
Caséum et matières extractives. . .	55.15	51.40	58.33	53.50
Sucre.	38.03	34.03	39.48	37.51
Beurre.	36.12	47.52	45.50	31.83
Sels par incinération.	6.64	6.53	7.42	7.27

Si l'on compare l'état normal chez la vache à ce qui se passe à trois mois de gestation, et si l'on se rappelle ce que nous avons noté précédemment chez la femme dans la même condition, on est frappé de la ressemblance des résultats, quoique dans une proportion plus faible : diminution de l'eau, augmentation des parties solides causée par celle du *beurre* (de 36 à 47) et la diminution du *caséum* et du *sucre*.

Cette différence est plus saillante encore, et l'analogie plus saisissante aussi, si, au lieu de prendre l'influence à trois mois de gestation, nous la considérons comme *influence générale* ; c'est ce que démontrent les deux dernières colonnes du tableau précité sous les titres de : *Plénitude* et *Vacuité*.

L'eau descend de 869 à 849.

Les parties solides s'élèvent de 130 à 150.

Et cette augmentation est partagée entre tous les éléments dans l'ordre suivant :

1° Le beurre, de   31   à   45.

2° Le caséum, de   53   à   58.

3° Le sucre,   de   37   à   39.

4° Les sels,   de 7.27   à 7.42.

(1) Nous donnons ici trois mois, pour mettre notre fait chez la femme en rapport plus prochain de comparaison.

On doit encore ajouter ici que les juments poulinières sont menées à l'étalon huit jours après le part ; que l'ânesse et la chèvre n'ont de lait et ne nourrissent qu'à la condition d'être pleines, et dans tous ces cas on ne s'aperçoit pas que les produits, même les plus soignés et les plus recherchés, en aient jamais souffert.

La gestation tendrait donc, *surtout vers sa terminaison*, à augmenter la quantité des éléments solides, en diminuant celle de l'eau. Et cette augmentation porterait sur tous les éléments constitutifs solides du lait, dans l'ordre que nous venons d'indiquer. C'est à l'avenir et à de nouvelles recherches à confirmer ce résultat. A le prendre tel qu'il est aujourd'hui, on ne saurait dire qu'un semblable lait puisse être un poison, mais il serait de nature à devenir cependant beaucoup plus difficile à digérer, et alors on conçoit facilement que quelques enfants puissent en être douloureusement affectés. D'un autre côté, on comprend que très souvent il ait pu ne donner lieu à aucun accident.

Influence du développement des mamelles.

Les auteurs n'ont émis, à ce sujet, que des opinions fort vagues, et, il faut le dire, le plus souvent répétées d'âge en âge, sans motifs sérieux, et sans qu'elles fussent établies sur aucun fait d'analyse correcte. Nous ne rappellerons ici que la pensée de quelques hommes qui, par une observation plus attentive de toutes les conditions extérieures qui pouvaient faire une bonne nourrice, nous semblent s'être le plus rapprochés de la vérité.

Ainsi, F. Mauriceau demande que les mamelles soient *assez* amples.

Van-Swieten (t. IV, p. 595) dit qu'il y a peu de lait dans les grandes mamelles ; elles doivent être, selon lui, modérément tendues.

M. Bégin (*Dictionnaire des sciences médicales*, t. XXXVI,

p. 287 et suivantes) veut que les mamelles soient *convenable-ment* développées. — Le mot : *convenablement* doit évidemment s'interpréter dans le sens de : *ni trop, ni peu*.

M. Donné (*Cours de microscopie*) dit que les proportions *modérées* constituent la *meilleure condition*. Et ailleurs (*Conseils aux mères*, p. 90) il demande que les seins soient peu développés. « Dans ces conditions, les nourrices, dit-il, loin d'être
» inférieures, sont très souvent excellentes. — Il y a même
» raison de croire que cette disposition s'accorde mieux, en
» général, avec un lait de bonne nature sous tous les rap-
» ports. »

Voici le résultat de nos analyses.

Résumé de l'influence du développement des seins.

	Seins peu développés.	Seins très développés.	État normal.
Densité	1032.77	1032.50	1032.67
Poids de l'eau.	891.72	888.00	889.08
— des parties solides . . .	108.28	112.00	110.92
— du sucre.	44.29	43.37	43.64
— du caséum et des matiè-res extractives. . . .	37.20	40.08	39.24
— du beurre	25.41	27.17	26.66
— des sels par incinération.	1.38	1.38	1.38

On s'aperçoit de prime abord que l'analyse ne donne lieu à aucune différence notable, et qu'il faut nécessairement, sinon rejeter complétement l'étude de cet élément, ne lui accorder au moins qu'une attention minime. En effet, sur 89 cas, 26 fois les seins ont été *peu développés*, 63 fois très *volumineux*. Et l'analyse n'offre en différences avec l'état normal que quelques centièmes pour la densité, de 1 à 2 unités pour le *poids de l'eau* et de celui des *parties solides*, une fraction de l'unité pour le *sucre*, de 1 à 2 pour le *caséum* et le *beurre*; rien pour les sels.

Nous sommes donc en droit de conclure que le développement des mamelles n'exerce pas une influence notablement appréciable sur la composition du lait.

Les tableaux 44 et 45 donnent l'analyse spéciale du lait dans les conditions opposées du développement faible ou exagéré des mamelles. (*Voyez ces tableaux à la fin du travail.*)

Influence du séjour du lait dans les mamelles, ou de la première et de la deuxième traite.

Cette question, dont on ne s'est occupé que chez la vache et l'ânesse, n'avait jusqu'ici que très imparfaitement attiré l'attention des observateurs chez la femme. M. Reiset est le seul chimiste qui ait avancé que les choses se passaient dans l'espèce humaine comme chez les animaux domestiques. Les recherches spéciales que nous avons faites nous permettent aujourd'hui d'affirmer le contraire. Et c'est ici le lieu de rappeler la distinction capitale qu'il faut établir entre la nature des éléments constitutifs du lait, éléments *en solution*, éléments *en suspension*. C'est la connaissance de ce fait et celle de la disposition mécanique des mamelles dans les différentes espèces qui expliquent parfaitement ce qui s'observe chez les unes ou chez les autres. Les mamelles de la vache, de l'ânesse, de la chèvre, représentent parfaitement un vase, et quand le lait **y** séjourne quelque temps, le beurre y prend la position qu'il prendrait dans tout autre récipient. De là, la deuxième traite doit toujours contenir des quantités considérables de beurre, et les autres éléments, tous en *solution*, n'éprouvent aucune variation, ou des modifications sans importance. D'un autre côté, la mamelle étant tout différemment placée chez la femme, il n'y aura que des différences insignifiantes entre la première et la deuxième traite. Le tableau qu'on verra plus bas démontre très évidemment la vérité et l'exactitude toute particulière de ces opinions. Déjà Parmentier (*Journal de Schw.*, n. 107), avait signalé ce fait en disant : « Le lait » qu'on tire le premier du pis de la vache a moins de con- » sistance et fournit moins de beurre de $\frac{3}{4}$ que celui qu'on » tire vers la fin. »

M. Péligot a donné les chiffres suivants pour les proportions du beurre : premier tiers, 6.45 ; deuxième tiers, 6.48 ; troisième tiers, 6.50 pour 100.

M. Reiset dit que quand on trait une vache de deux heures en deux heures, le phénomène ne se reproduit plus.

Voici une série de six tableaux que nous avons établis avec beaucoup de soin.

FEMMES (NOURRICES SAINES).

Influence moyenne de la 1re et de la 2e traite, sur 12 cas (résumé).

	MOYENNE.		MOYENNE générale physiologique.
	1re traite.	2e traite.	
Densité.	1029.53	1031.70	1032.67
Poids de l'eau.	889.68	885.36	889.08
— des parties solides . .	110.32	114.64	110.92
— du sucre.	42.21	44.71	43 64
— du caséum et mat. ext.	38.56	40.51	39.24
— du beurre..	28.22	27.84	26.66
— des sels par incinérat.	1.33	1.58	1.38

FEMMES (NOURRICES SAINES).

Influence de la 1re et de la 2e traite.

	1re TRAITE.	2e TRAITE.	1re TRAITE.	2e TRAITE.
Densité.	1028.64	1031.26	1030.42	1032.14
Poids de l'eau.	889.29	883.84	891.14	886.87
— des parties solides. .	111.71	116.16	108.96	116.13
— du sucre	41.33	45.24	43.10	44.18
— du caséum et des matières extractives..	40.17	42.17	36.96	38.86
— du beurre.	28.66	27.33	27.79	28.35
— des sels par incinération.	1.55	1.42	1.11	1.74

VACHES.

Influence moyenne de la 1re et de la 2e traite sur 5 cas.

	MOYENNE.		MOYENNE générale physiologique.
	1re traite.	2e traite.	
Densité	1035.98	1033.47	1033.38
Poids de l'eau.	378.05	812.20	864.06
— des parties solides. .	121.97	157.70	135.94
— du caséum et sels. .	59.77	57.10	61.79
— du sucre.	37.10	40.09	38.03
— du beurre.	25.10	60.51	36.22

VACHES.

Influence de la 1re et de la 2e traite.

	1 — 1 bis.		2 — 2 bis.		3 — 3 bis.		4 — 4 bis.		5 — 5 bis.	
	1re traite.	2e traite.	1re traite.	2e traite.	1re traite.	2e traite.	1re traite.	2e traite.	1re traite.	2e traite.
Densité.	1034.45	1029.85	1033.70	1034.89	1036.65	1034.22	1033.49	1032.68	1039.94	1033.73
Eau.	885.55	859.92	876.95	851.55	887.14	847.68	869.75	847.67	870.92	825.83
Parties solides.	114.65	160.08	125.05	148.65	112.86	152.52	130.25	152.35	129.08	174.15
Caséum, mat. extr. et sels.	50.11	47.99	62.57	56.18	65.05	62.75	57.05	55.86	66.11	65.75
Sucre.	58.09	58.74	53.25	41.86	53.62	59.59	53.62	58.48	40.95	41.99
Beurre.	26.45	75.55	25.25	50.61	14.21	50.48	57.60	59.99	22.02	68.45

ANESSES.

Influence moyenne de la 1re et de la 2e traite sur 4 cas.

	MOYENNE.		MOYENNE générale physiologique.
	1re traite.	2e traite.	
Densité.	1034.79	1034.04	1034.57
Eau.	909.24	867.73	890.12
Parties solides.	90.76	132.27	109.88
Sucre.	52.57	54.62	50.46
Caséum et sels	32.13	40.99	40.89
Beurre.	6.06	36.66	18.53

ANESSES.

Influence de la 1re et de la 2e traite.

	1 — 1 bis.		2 — 2 bis.		3 — 3 bis.		4 — 4 bis.	
	1re traite.	2 traite.	1re traite.	2e traite.	1re traite.	2e traite.	1re traite.	2e traite.
Densité....	1033.55	1050.51	1033.23	1830.97	1033.71	1031.57	1034.87	1031.28
Eau	908.45	850.68	910.67	860.00	914.00	883.68	910.62	876.75
Parties solides.	91.55	149.52	89.33	140.00	86.00	116.32	89.58	123.25
Sucre.....	52.65	51.98	47.43	50.70	52.03	57.33	58.26	58.45
Caséum, mat. extr. et sels..	54.75	73.67	56 28	44.57	27.43	22.62	23.15	23.10
Beurre.....	4.15	23 67	5.60	44.93	6.52	56.55	7.97	41.70

Tous les corps en solution ne varient presque pas, hors les limites normales du lait. Le beurre lui seul *en suspension* chez la vache et l'ânesse passe de 25.10 et 6.06 (1re traite) à 60.51 et 36.66 (2e traite); chez la femme, au contraire, le beurre est resté dans les conditions ordinaires.

Ces résultats, dressés après des expériences suivies avec beaucoup d'attention, nous ont paru dignes de figurer dans ce travail.

Influence de la menstruation.

Sur cette question, nous retrouvons dans les auteurs la même divergence d'opinions. Cependant la généralité s'accorde à reconnaître que le retour *et la présence surtout des règles sont des conditions qu'il est bon d'éviter.* Rosen (*Traité des maladies des enfants*, p. 8) dit qu'une nourrice qui allaite *bien* est rarement prise de ses règles. « J'ai distinctement observé, ajoute-t-il, que les enfants qui tetaient alors se trouvaient assez mal.

Mauriceau (*Traité des maladies des femmes*, t. Ier, p. 527) écrit qu'*une nourrice* n'aura pas ses menstrues.

Van-Swieten, qu'on peut citer très souvent sur ces matières, après avoir établi et donné le moyen de reconnaître la santé de la nourrice et de l'enfant, déclare que toutes les fois qu'il a constaté l'intégrité de cet état, il s'est abstenu de faire changer la nourrice.

« Bona fide asservare possum me nunquam, subdatis con-
» ditionibus, aliquid damni observasse, si lactantes menstruan-
» tis nutricis ubera ducerent. » (Tome IV, p. 598.)

Le changement de nourrice, dans ce cas, est plus nuisible
que l'état problématique du lait qu'on redoute.

« Vidi sexties mutatas fuisse nutrices anni spatio ob hanc
» solam causam . . . .
» plus metuendum videtur a frequenti nutricium mutatione.»
(Tome IV, p. 598.)

M. Bégin a vu un cas où le lait avait *changé d'aspect*, et où
l'enfant avait été malade.

L'auteur de l'article LAIT du *Dictionnaire des sciences
médicales* (t. XXXVI, p. 287) s'exprime ainsi : « On ne
» peut pas plus affirmer en principe général que le lait des
» femmes menstruées est funeste aux enfants, qu'il est pos-
» sible d'établir la proposition contraire. »

M. Donné (*Cours de microscopie*, p. 440) dit que l'examen
du lait, au moment des règles, n'offre aucune modification
appréciable. Chez *une seule* nourrice, il a trouvé quelques
corps granuleux. Mais il n'indique pas, dans ce cas, l'âge du
lait. Ailleurs (*Conseils aux mères*, p. 121), il déclare : «Qu'il ne
» saurait rien préciser sur l'influence exercée par le retour
» des règles. »

M. Raciborski a adressé à l'Académie de médecine quelques
notes sur l'examen microscopique du lait pendant les règles.

L'Académie n'a fait aucun rapport sur ce travail.

Lhéritier (page 635) s'exprime ainsi : « A chaque époque
» menstruelle, ce liquide devient plus séreux, les enfants pâ-
» lissent, sont tourmentés de coliques, etc. D'une manière
» générale, les bonnes nourrices ne sont jamais réglées. »

M. Bouchut (1re édit., p. 30), à propos de cette influence,
se borne à dire qu'on a remarqué que le lait était plus *séreux*
et *moins abondant*. Et ailleurs (p. 33) : « La plupart des nour-
» rices ne paraissent pas en souffrir. »

M. Chailly (*Traité d'accouchement*, p. 774) pose en règle que la nourrice ne doit pas être menstruée, car alors il y a un *malaise* qui influence le lait *d'une certaine manière* ; l'enfant éprouve des coliques, etc.

Enfin, M. Natalis Guillot (*Union médicale*, 5 février 1852) s'exprime ainsi : « Généralement, si le médecin savait à » l'avance que la menstruation n'est pas interrompue chez » une nourrice, je crois qu'il la refuserait. Néanmoins, quoi- » que je partage cette manière de voir, je dois dire que j'ai » vu et que je vois dans les salles des nourrices parfaitement » réglées. Et il ne m'est pas démontré que l'apparition de cette » position entraîne tous les dangers qu'il est permis de re- » douter en pareil cas.

» Le lait *diminue* pendant l'époque menstruelle. L'enfant, » moins bien nourri, peut souffrir ; mais je n'ai pas vu qu'il » en survînt de sérieux accidents. Sur les vingt-cinq nour- » rices placées à l'hôpital des Enfants-Trouvés, j'en ai vu » quelquefois plusieurs qui étaient réglées en même temps, » et malgré cette circonstance si redoutée, dissimulée par les » nourrices autant qu'elles le peuvent faire, les enfants qui » étaient entre leurs mains ne paraissaient pas souffrir. »

Tel était l'état de la question. Ces opinions très anciennes ont donné lieu au préjugé funeste qui fait que, dans le monde, on s'empresse de congédier une nourrice dès qu'on découvre qu'elle a ses règles. Et de là la difficulté de pouvoir observer et analyser du lait recueilli dans ces circonstances. La persé-vérance nous a fourni l'occasion de découvrir certains cas de cette nature. Mais il nous a fallu, sauf quelques observations isolées, beaucoup de soins pour acquérir la certitude du fait que nous tenions à signaler. Sur 89 observations à l'état normal, nous n'avons rencontré que 10 cas de retour des règles ; et dans 3 seulement nous avons pu nous procurer le lait *avant* et *pendant* la menstruation.

La difficulté, surtout chez les nourrices appartenant aux

différents bureaux, de s'assurer du retour des règles, par la crainte qu'elles ont que cet état ne s'oppose à leur placement, fait que nous ne donnons ici les chiffres proportionnels des conditions de *suspension* et de *retour* des règles que sous les plus grandes réserves. Notre conviction est que ce fait est bien moins rare qu'on ne le pense ; s'il nous était permis d'émettre une opinion à ce sujet, nous dirions que, d'après nos observations, les règles reparaissent souvent chez les nourrices au quatrième ou cinquième mois, mais le plus souvent vers le neuvième et le dixième. D'où il résulte que beaucoup d'enfants nourris jusqu'à douze et quatorze mois se trouvent soumis à l'influence de la menstruation pendant un certain temps. Sans nier tous les faits qui ont attribué au retour et surtout à la présence des règles une influence fâcheuse, nous persisterons, jusqu'à preuve convenable du contraire, à penser que cette condition, dans la grande généralité des cas, n'exerce pas une action mauvaise sur la santé des nourrissons. C'est ce qui résulte de l'analyse des trois cas que nous avons sévèrement recueillis, les enfants ont toujours été bien portants.

Quant à la composition chimique du lait, on a vu que les auteurs étaient complétement muets à ce sujet, ou que les idées émises ne s'appuyaient sur aucune analyse spéciale.

Sur 89 cas, nous en avons trouvé 79 avec la suspension des règles, 10 avec le retour ; 3 ont été étudiés, ainsi que nous l'avons dit plus haut, pendant la présence même du flux menstruel. Les tableaux 46, 47 et 48 donnent la composition du lait dans chacune de ces conditions isolées. (*Voyez ces tableaux à la fin du travail.*)

En voici le résumé :

Résumé de l'influence de la menstruation.

	SUSPENSION des règles.	RETOUR ou co-existence des règles.	PRÉSENCE spéciale des règles.	ÉTAT normal.
Densité.	1032.24	1031.94	1031.48	1032.67
Poids de l'eau.	889.51	886.44	881.42	889.08
— des parties solides. .	110.49	113.56	118.58	110.92
— du sucre	43.88	44.68	40.49	43.64
— du caséum et des matières extractives..	38.69	43.58	47.49	39.24
— du beurre.	26.54	26.98	29.15	26.66
— des sels par incinération.	1.38	1.32	1.45	1.38

Un fait bien remarquable ressort de son étude : c'est la régularité comparative des modifications, soit en plus, soit en moins, dans les conditions spéciales.

Ainsi la *densité*, étant à quelques centièmes près normale dans le cas de *suspension*, descend progressivement avec le retour et la présence des règles.

Le *poids de l'eau* diminue d'une manière plus marquée, mais aussi régulière, en allant de la *suspension* au *retour* et à la *présence* des menstrues.

Le *poids des parties solides augmente* en sens inverse, et c'est là un fait qui mérite l'attention, car il est opposé à l'opinion émise par M. Bouchut et tant d'autres auteurs.

Le *sucre* diminue progressivement.

Le *caséum* augmente d'une *manière notable*.

Le *beurre* augmente aussi, mais dans des proportions plus limitées.

Et les *sels*, diminués de quelques centièmes dans les cas de *retour*, s'élèvent aussi un peu dans le cas de la *présence* spéciale.

En résumé, les cas de *suspension*, qui sont huit fois plus

nombreux que ceux où la coexistence ou bien le retour des règles a été noté, donnent pour moyenne des chiffres dont les unités sont toutes les unités produites par les moyennes de l'état physiologique.

Les cas de coexistence, ou de retour, donnent un abaissement pour la *densité*, le *poids de l'eau* et le *sucre;* une élévation pour le *poids des parties solides* et pour la *caséine*. Les unités qui représentent le *beurre* et *les sels* restent comme à l'état normal.

Les cas coexistants avec la présence même des règles demandent une étude plus approfondie. C'est au lait administré dans cette condition qu'on a attribué les plus mauvaises qualités et les plus funestes effets.

Nous donnons ici les chiffres de la composition du lait à l'état normal ou hors des règles, et pendant les règles, chez les trois femmes où nous avons pu le recueillir dans cette circonstance.

	N° 1.		N° 2.		N° 3.	
	Hors les règles.	Pendant les règles.	Hors les règles.	Pendant les règles.	Hors les règles.	Pendant les règles.
Densité.	1031.50	1030.53	1032.15	1031.27	1032.54	1030.20
Poids de l'eau. . .	886.53	855.68	888.55	857.21	887.00	904.00
— des parties solides.	113.63	144.52	111.45	142.79	113.00	96.00
— du sucre. . . .	54.86	55.49	59.60	47.46	44.66	44.57
— du caséum et des matières extractives..	55.42	40.01	41.10	42.19	41.92	59.76
— du beurre. . .	21.93	67.74	29.43	52.07	24.75	10.67
— des sels par incinération. .	1.44	1.50	1.30	1.07	1.69	1.00

Il ressort de l'étude de ces trois séries de tableaux, que chez la même femme, quand on compare la composition du lait avant et pendant les règles, on constate les mêmes différences à peu près (excepté pour le beurre) que quand on prend en masse les femmes ou les nourrices dans les cas de suspension, et qu'on les oppose à celles où la présence des règles a lieu. C'est ce qu'il est facile de voir, en mettant de nouveau en regard ces deux conditions.

| | SUSPENSION des règles. | PRÉSENCE SPÉCIALE des règles. |
	Moyenne.	Moyenne.
Densité.	1032.24	1034.58
Poids de l'eau.	889.51	881.44
— des parties solides. . . .	110.49	118.56
— du sucre.	43.88	40.49
— du caséum et des matières extractives.	38.69	47.19
— du beurre	26.54	29.15
— des sels par incinération .	1.38	1.45

Ainsi donc la composition du lait pendant les règles est modifiée de la manière suivante :

Densité.	diminuée.
Poids de l'eau.	diminué sensiblement.
— des parties solides. .	augmenté notablement.
— du sucre.	un peu diminué.
— du caséum. . . .	très augmenté.
— du beurre. . . .	augmenté.
— des sels.	augmenté légèrement.

Ces différences sont-elles de nature à causer les accidents graves qui ont été signalés par les auteurs ? Dans quelques circonstances données sur un enfant dont les voies digestives sont très délicates et très impressionnables, à l'excessive rigueur on pourrait le penser ; néanmoins nous sommes d'avis que cela peut seulement rendre le lait d'une digestion plus difficile, donner lieu à quelque dérangement accidentel des fonctions de l'intestin, mais voilà tout. Et, d'ailleurs, on est maintenant prévenu. Pour éviter tout accident, il faut se rappeler en ce moment, ou de donner un peu moins à teter à l'enfant, ou de lui faire boire, pendant les quelques jours que durent les règles, un peu d'eau sucrée, de manière à rendre au lait l'eau et le sucre qu'il tend à perdre sous l'influence de la présence spéciale de la menstruation. En somme, il n'y a alors dans le lait qu'une perversion accidentelle dans les pro_portions de ses éléments naturels, sans l'introduction ou le développement d'aucun corps particulier dont la nature soit nuisible ou funeste.

Nous avons rencontré, dans la série des nourrices malades, quelques cas de nourrices menstruées, et nous avons pu nous procurer de leur lait avant et pendant les règles. Mais nous n'avons pas voulu confondre ensemble ces résultats ; la maladie apportant toujours une différence dans la composition du lait, et nous empêchant alors d'extraire de nos observations ce qui appartient seulement à l'influence de la menstruation. Cependant, et ceci n'est qu'une opinion plus facile à établir pour nous que pour d'autres, si, par la pensée, nous retranchons l'influence connue de la syphilis par exemple, où nous avons trouvé deux cas bien et plusieurs fois observés de ce genre, nous pouvons affirmer que la même influence s'est manifestée, et que les différences de composition du lait, sous l'influence de la présence spéciale des règles, ont encore offert des modifications analogues.

Nous considérons donc comme devant être acquis à la science les résultats chimiques que nous avons développés plus haut.

Pendant les périodes d'allaitement correspondant aux jours menstrués, les enfants ont toujours été très bien portants. L'un d'eux, surtout, a été plus gai que jamais.

Influence de la couleur des cheveux.

Quand les auteurs se sont occupés de tracer les conditions d'une bonne nourrice, ils ont presque tous tenu grand compte de certaines qualités extérieures. La couleur des cheveux a été notée, et comme les cheveux noirs appartiennent en général aux constitutions fortes et vigoureuses, ils ont obtenu la préférence. Les cheveux rouges ou blonds ont été, de prime abord, et par des raisons contraires, rattachés à des conditions inférieures.

Peu de médecins, cependant, ont demandé à l'analyse directe du lait ce qu'il y avait de vrai dans ces opinions.

M. Donné (*Cours de microscopie*, p. 394) déclare qu'il n'existe pas de différence entre le lait des femmes brunes ou blondes.

M. Devergie a constaté qu'il n'y avait aucun rapport entre les qualités du lait et la couleur des cheveux (1).

Nous n'avons à citer ici que les analyses de deux auteurs.

Lhéritier donne deux observations : nous en avons pris la moyenne en réduisant sur 1000 parties.

	FEMMES BRUNES.	FEMMES BLONDES.
Densité.	»	»
Poids de l'eau.	871.70	853.13
— des parties solides.	128.30	146.87
— du sucre.	60.15	70.60
— du caséum et des matières extractives	25.60	16.12
— du beurre.	38.00	55.65
— des sels par incinération . . .	4.25	4.50

Il y aurait donc, d'après cet auteur, plus de parties solides et moins d'eau dans le lait des femmes blondes que dans celui des femmes brunes. Plus de sucre, de beurre et de sels, et moins de caséum.

Lehmann dit que, d'après Lhéritier, il y a dans le cas de cheveux bruns, de 1.62 à 1.70 pour 100 de caséum, et de

(1) *De la valeur de l'examen au microscope du lait dans le choix d'une nourrice* (Mém. de l'Acad. de médecine, Paris, 1843, t. X. p. 206 et suiv.

7.00 à 7.12 pour 100 de sucre ; et pour les cas de cheveux blonds, de 1.00 à 9.50 pour 100 de caséum, et 5.85 à 6.40 pour 100 de sucre.

D'après Lehmann lui-même, il y aurait, dans le cas de cheveux blonds, de 3.63 à 6.48 pour 100 de beurre. Il ne donne pas de chiffres pour la condition opposée, et n'indique aucune proportion pour les autres éléments.

Voici les résultats que nous avons obtenus.

Résumé de l'influence de la couleur des cheveux.

	CHEVEUX BRUNS.	CHEVEUX BLONDS.	ÉTAT NORMAL.
Densité.	1033.77	1028.88	1032.67
Poids de l'eau	892.17	894.20	889.08
— des parties solides. . .	107.83	105.80	40.92
— du sucre.	45.58	44.74	43.64
— du caséum et des matières extractives. . .	39.27	37.30	39 24
— du beurre.	21.53	22.55	26.66
— des sels par incinération.	1.25	1.21	1.38

Il y a deux choses à considérer : le rapport avec l'état physiologique, et le rapport des deux conditions étudiées entre elles.

Relativement à l'état physiologique, les cheveux bruns offrent les modifications suivantes :

Densité.	augmentée.
Poids de l'eau.	augmenté.
— des parties solides. .	diminué.
— du sucre.	augmenté.
— du caséum. . . .	augmenté.
— du beurre. . . .	augmenté.
— des sels.	très légèrement diminué.

Les cheveux blonds, au contraire, donnent :

Densité. . . . . . . diminuée.
Poids de l'eau. . . . . . notablement augmenté.
— des parties solides. . diminué.
— du sucre . . . . légèrement augmenté.
— du caséum. . . . diminué.
— du beurre. . . . notablement diminué.
— des sels . . . . légèrement diminué.

Comparés entre eux, ces deux états présentent :

Une densité inférieure. . . . . pour les cheveux *blonds*.
Plus d'eau . . . . *id.*
Moins de parties solides . . . . *id.*
Moins de sucre. . . . . . . *id.*
Moins de caséum . . . . . . *id.*
Un peu plus de beurre . . . . *id.*
Quelques centièmes de moins de sels. *id.*

En résumé, le lait des femmes à cheveux *bruns* est plus *dense*. Quoique contenant plus d'eau qu'à l'état physiologique le plus parfait, il a plus de parties solides que le lait des femmes blondes. Tous ses éléments, moins le beurre, qui descend d'une unité, sont en plus grande proportion.

Il y a donc, d'après ces faits, lieu de préférer le lait des femmes à cheveux noirs, parce que, d'une part, il se rapproche davantage de la composition du lait à l'état normal, et, en outre, qu'il l'emporte sur le lait des femmes à cheveux blonds, quand on vient à le comparer à lui, élément par élément.

Les tableaux n°s 51 et 52 donnent l'analyse du lait dans les deux conditions opposées (cheveux bruns ou blonds). (*Voyez ces tableaux à la fin du travail.*)

Influence de l'alimentation.

Si les recherches sur la composition du lait, sous l'influence des diverses alimentations, ont conduit, chez certains animaux, à quelques résultats positifs, il n'en est pas de même

chez la femme. Aucun auteur ne s'est occupé spécialement de
cette question, aucun n'a publié d'analyse, et nous avons trouvé
seulement dans Lehmann, que MM. Dumas et Beusch pensaient
que le lait de femme, après l'alimentation avec la viande, con-
tenait plus de caséum qu'après l'alimentation végétale.

De semblables recherches sont en effet fort difficiles. Pour
que les conséquences en soient acceptables, il faut que l'observation ait porté sur un assez grand nombre de nourrices ;
et alors on conçoit qu'il n'est pas possible de les soumettre,
comme les animaux, pendant un temps déterminé, à telle ou
telle alimentation. Tout au plus peut-on obtenir quelques résultats particuliers dans un petit nombre de cas. Le meilleur
est de comparer les extrêmes, c'est-à-dire la composition du
lait dans des cas où la nourrice était évidemment et sciem-
ment dans d'excellentes conditions, avec celle du lait d'une
autre nourrice placée dans des circonstances tout à fait opposées.

Les résultats que nous avons obtenus sont la conséquence
du mode suivant, que nous avons observé dans le recueillement des faits. *Dans tous les cas*, nous avons questionné les
nourrices sur la nature et sur la quantité des aliments qu'elles
prenaient. Nous leur avons demandé si elles mangeaient habituellement ou rarement de la viande, si elles buvaient du
vin ; si elles avaient, en un mot, une alimentation bonne et
suffisante, ou si, au contraire, elles n'avaient qu'une nourriture médiocre. Nous avons donc fait deux catégories ; et, nous
le répétons, ce classement est la conséquence des questions
variées que nous avons toujours multipliées pour arriver à
nous faire une opinion qui fût, aussi exactement que possible,
représentée par ces mots : « Alimentation *bonne*, alimentation
médiocre. »

Voici le tableau résumé de la composition du lait dans ces
deux conditions :

	ALIMENTATION BONNE.	ALIMENTATION MÉDIOCRE.	ÉTAT NORMAL.
Densité.	1034.68	1031.91	1032.67
Poids de l'eau.	888.86	891.80	889.08
— des parties solides. . .	111.14	108.20	110.92
— du sucre.	42.97	44.88	43.64
— du caséum et des matiè-			
res extractives. . .	39.96	36.88	39.24
— du beurre	26.88	25.92	26.66
— des sels par incinéra-			
tion.	1.33	1.52	1.38

Nous avons rencontré 68 cas de *bonne alimentation*, et 21 de *médiocre*.

Quand on compare le résultat de ces deux conditions à l'état physiologique, on voit que les chiffres qui représentent la composition du lait, dans le cas de *bonne alimentation*, reproduisent, *sauf* la *densité* qui est augmentée de 2 unités, les *parties solides* de 1, et le sucre qui a diminué de 1 unité également, tous les chiffres de l'état normal.

Quant au lait des nourrices à l'*alimentation médiocre*, la *densité* s'abaisse, l'*eau* augmente, les *parties solides* diminuent, le *sucre* reste à l'état normal, le *caséum* et le *beurre* diminuent, et les *sels* augmentent de quelques centièmes.

Ce lait donc, comparativement à la composition du lait physiologique, aurait l'infériorité et perdrait sur deux éléments importants, le *beurre* et la *caséine*.

Enfin, comme le lait, dans le cas de bonne alimentation, est à peu de choses près normal, on obtiendrait, si on le comparait au lait obtenu dans la circonstance contraire, ce que nous venons de dire relativement au lait physiologique. Ce résultat devient plus saillant, quand on met en parallèle un lait pris aux deux extrémités de l'échelle d'une *bonne* et d'une *mauvaise* alimentation. Les tableaux suivants seront plus éloquents que tous les raisonnements.

	1ʳᵉ NOURRICE très bien nourrie.	2ᵉ NOURRICE mal nourrie.
Densité.	1031.27	1030.45
Poids de l'eau	876.49	895.69
— des parties solides.	123.51	104.31
— du sucre.	41.64	45.76
— du caséum et des matières extractives.	37.07	38.68
— du beurre.	43.47	18.85
— des sels par incinération. .	1.33	1.02

En résumé, l'alimentation médiocre laisse introduire dans le lait plus d'eau qu'il ne doit en contenir. Par suite, la *densité* et le chiffre des *parties solides* s'abaissent. Les éléments principalement atteints sont le *caséum* et le *beurre*.

Les tableaux 54 et 55 donnent la composition détaillée du lait, dans les deux états que nous venons d'étudier. (*Voyez ces tableaux à la fin du travail.*)

Rapport avec l'état de santé des nourrissons.

Il était curieux pour nous de savoir si, en dehors de l'étude des conditions diverses que nous avons recherchées, et des analyses que nous avions réalisées, nous ne trouverions pas quelque notion nouvelle dans l'état de santé ou de maladie des nourrissons. En effet, il arrive souvent que hors l'influence de toute affection venant du dehors ou des organes mêmes de l'enfant, une nourrice bien portante sous tous les rapports saisissables, ayant un lait bon en apparence, ne peut pas élever de nourrissons. Ces altérations, selon nous, devaient porter sur la quantité relative des éléments du lait entre eux, qui ne permettaient plus alors une digestion prompte et facile.

L'étude de la santé des enfants, mise en rapport avec les

conditions chimiques du lait observé, pouvait peut-être nous conduire à la découverte de quelque cause jusqu'ici inconnue.

Sur 89 enfants, nous en avons, dans le cadre des nourrices saines, rencontré 74 bien portants, et 15 malades.

Le tableau suivant indique la moyenne du résumé de la composition du lait dans ces deux états différents.

Résumé du rapport de la composition du lait avec l'état de santé des nourrissons.

	ÉTAT BON.	ÉTAT MAUVAIS.	ÉTAT NORMAL.
Densité.	1032.87	1031.67	1032.67
Poids de l'eau.	890.44	882.46	889.08
— des parties solides. . .	109.56	117.54	110.92
— du sucre	43.70	43.34	43.64
— du caséum et des matières extractives. .	39.24	39.22	39.24
— du beurre.	25.32	33.22	26.66
— des sels par incinération	1.30	1.76	1.38

Quand l'état de santé des enfants est bon, on ne trouve dans les chiffres qui représentent la composition du lait de la mère que des différences d'*une* unité en plus sur l'*eau*, en *moins* sur le *beurre*, comparativement à l'état physiologique. Ailleurs tout est normal.

Quand, au contraire, le nourrisson est mal portant, il y a constamment :

Dans la densité, abaissement (cela tient à l'augmentation du chiffre du *beurre*) ; *dans le poids de l'eau*, diminution ; *dans le poids des parties solides*, augmentation ; *dans le sucre et le caséum*, invariabilité ; *dans le beurre*, augmentation considérable; *dans les sels*, augmentation de quelques centièmes.

Ainsi donc l'élévation du chiffre du *beurre*, même au milieu des cas physiologiques, constitue un état anormal du lait, et donne lieu à un mauvais état de santé des nourrissons. Cette manière d'étudier la composition du lait et son influence sur la santé du nourrisson est une des plus fécondes en applications utiles. Évidemment dans le cas où le *beurre* s'élève trop (et nous avons trouvé une fois un chiffre de 52 au lieu de 26), la nourrice, bien portante du reste, ne saurait continuer l'allaitement. Il arrive chez les femmes ce qui se passe chez la vache. Là, tous ceux qui se sont occupés des questions individuelles afférentes à l'emploi du lait, savent qu'il y a des *vaches fromagères* et des *vaches beurrières*. Les fabricants de beurre ou de fromages font souvent des échanges, parce qu'ils observent plus d'une fois des vaches dont la nature (en dehors de toute espèce d'alimentation) est de toujours produire du *beurre* ou du *caséum* en excès. En est-il quelquefois ainsi chez la femme? Sans nul doute pour nous. L'observation attentive que nous avons faite de tant de laits, l'étude analytique et comparée sous beaucoup de rapports, à laquelle nous nous sommes livrés, nous permet d'affirmer que les choses se passent souvent ainsi. Jusqu'à présent l'analyse microscopique avait pu déceler les excès de *beurre*, jamais ceux de caséine : cela devenait même impossible, puisqu'on admettait que les quantités de beurre et de caséum marchaient toujours proportionnellement, augmentaient ou diminuaient *ensemble*. Dans tous les cas donc, où l'on ne rencontrera ni dans la constitution de la nourrice, ni dans l'apparence extérieure de son lait, ni dans les organes de l'enfant, aucune cause capable d'expliquer les troubles digestifs ou autres qui se seront développés, il faudra recourir à l'analyse chimique quantitative du lait de la mère, et là, selon toutes les probabilités, on trouvera la véritable raison du mal, un excès dans le *caséum* ou le *beurre*.

Les tableaux 57 et 58 offrent l'analyse de la composition du lait dans les deux états de santé ou de maladie des nourrissons. (*Voyez ces tableaux à la fin du travail.*)

Nous devons ajouter ici les recherches statistiques suivantes :

1° État de la santé des nourrissons dans les cas où le *beurre* a été au-dessus ou au-dessous de la moyenne normale à l'état physiologique et pathologique , ou influence des doses faibles et élevées de beurre sur la santé des nourrissons.

```
A.        ( État physio-    ( État bon. . . 20 )
Au-dessus {   logique . . 27 { État mauvais.   7 ( État bon . . . 31
  de la   { État patholo-   ( État bon. . . 11 { État mauvais. 15
normale.  (   gique. . . 19 ( État mauvais.   8 )
                     ―――――
                      46
```

```
B.        ( État physio-    ( État bon. . . 25 )
Au-dessous {  logique . . 29 { État mauvais.   4 ( État bon. . . 38
  de la   { État patholo-   ( État bon. . . 13 { État mauvais.  5
normale.  (   gique. . . 14 ( État mauvais.   1 )
                     ―――――
                      43
```

2° État de la santé des nourrissons dans le cas où le sucre a été au-dessus et au-dessous de la moyenne normale à l'état physiologique et pathologique, ou influence des quantités faibles et élevées du sucre sur la santé des nourrissons.

```
                                          ( 1 vomiss. )
                       ( État bon. 31      { 1 diarrh.
           ( État normal. 36 { État mau-   { 1 bronch.
A.         {               vais. . 5       { 1 très pâle
Au-dessus  {                               ( 1 ophth.    ( État bon. 45
  de la    {                                             { État mau-
normale.   {                               ( 1 pâle.     (  vais. . 12
           { État patho-   ( État bon. 14  { 3 syphil.
           (   logique. . 21 { État mau-   { 1 diarrhée
                           vais. . 7       ( 2 douteux )
                     ―――――
                      57
```

<pre>
                                                      / 1 syphil. \
                                                      | 1 tumeur |
                              (État bon. 13 \ | scrof. |
          / État normal. 20 { État mau-   \ | 3trèschè-|
  B.   /   (vais. . 7   } | tifs. | (État bon. 23
  Au-   {   \ | 1diarrhée} État mau-
dessous {   \   \ 1méning. (vais. .   9
de la   \   (État bon. 10 \   / 1diarrhée
normale. \ État patho-   { État mau-   } 1diarrhée
           logique. . 12   (vais. . 2 / 1 chétif.

                          ————
                           32
                          ————
</pre>

Influence de la quantité du lait.

Les auteurs se sont en général accordés à reconnaître que la bonne nourrice devait avoir beaucoup de lait ; les accoucheurs partagent presque tous cette opinion. Ceux qui sont les moins absolus en demandent plus que moins : sur ce point, comme sur tant d'autres, la science jusqu'ici était muette. Ayant toujours tenu compte de cette condition, et ayant divisé nos observations en deux catégories, celle où le lait abondant s'échappait avec facilité, et celle où, rare, il s'écoulait avec peine, nous avons trouvé 60 faits dans le premier, et 29 dans le deuxième cas.

Voici le résumé de ces deux conditions opposées.

Résumé de l'influence de la quantité de lait.

	BEAUCOUP DE LAIT.	PEU DE LAIT.	ÉTAT NORMAL.
Densité.	1032.11	1033.43	1033.67
Poids de l'eau.	887.19	893.32	889.08
— des parties solides. . .	112.81	106.68	110.92
— du sucre.	45.49	39.80	43.64
— du caséum et des matières extractives . .	40.77	36.08	39.24
— du beurre.	25.29	29.47	26.66
— des sels par incinération.	1.26	1.33	1.38

Comparées à ce qui se passe dans l'état normal, ces analyses ne donnent lieu à aucun résultat remarquable. Ce qui ressort de plus saillant, c'est la diminution des parties solides dans le cas où il y a peu de lait, et, par suite, l'augmentation des chiffres de l'*eau*.

Avec beaucoup de lait, la *densité* ne varie pas ; le *poids de l'eau* diminue très légèrement ; le *poids des parties solides* augmente un peu ; le *sucre* aussi, ainsi que le *caséum* ; le *beurre* diminue légèrement, ainsi que les *sels*.

Avec peu de lait, la *densité* augmente, ainsi que l'*eau* ; les *parties solides*, le *sucre* et le *caséum* diminuent ; le *beurre* augmente ; et pour les *sels*, rien.

En résumé, comparativement à l'état normal, peu de différences tranchées dans le cas où il y a beaucoup de lait. Dans le cas contraire, plus d'eau, moins de parties solides.

L'avantage du lait abondant est de se rapprocher beaucoup de l'état physiologique, et l'infériorité du lait rare est de pécher par la diminution des éléments solides, l'augmentation de l'eau, du beurre, et la diminution du sucre, du caséum et des sels.

En somme, le lait abondant et qui monte avec facilité doit être préféré au lait de la condition opposée.

Les tableaux 60 et 61 donnent les détails de l'analyse du lait dans ces deux états différents. (*Voyez ces tableaux à la fin du travail.*)

NOURRICES SAINES.

Conséquences générales.

A l'état normal, la composition du lait de la femme donne sur 1,000 grammes :

Eau	889.08
Parties solides	110.92
Sucre.	43.64
Caséum et matières extractives.	39.24
Beurre	26.66
Sels per incinération . . .	1.38

La densité est de 1032.67.

Les éléments sont ici rangés par ordre de leur importance.

L'âge de la nourrice n'apporte pas de modification sensible dans la densité, le poids de l'eau et celui des parties solides. Une différence réelle n'existe qu'aux points extrêmes de l'échelle. Le caséum, le beurre et les sels, de 15 à 20 et de 30 à 35 ans, marchent dans les mêmes proportions. Ailleurs les rapports sont changés. Le sucre ne subit pas la même influence.

Il y a dans le lait des nourrices de 15 à 20 ans beaucoup plus de parties solides que dans celui des nourrices âgées de 35 à 40 ans.

La période qui se rapproche le plus de l'état physiologique est placée entre 20 et 30 ans.

L'âge du lait de 1 à 15 jours offre une diminution légère de densité, une diminution *constante* de la quantité d'eau (résultat de l'excès du beurre), une augmentation en sens inverse des parties solides, diminution du sucre, augmentation du caséum, du beurre et des sels.

L'état colostral augmente surtout la quantité du beurre.

La composition du lait, suivie dans sa marche de 1 à 24 mois, offre pour :

La *densité*, des variations en plus ou moins de 2 unités, sans lois ni marche progressive régulières.

Le *poids de l'eau*, élévation notable de l'eau, de 5 à 6 et de 10 à 11 mois ; abaissement de 1 à 2 mois, et de 1 jour à 1 mois, c'est-à-dire effet opposé aux deux périodes extrêmes.

Le *poids des parties solides*, action dans le sens inverse, mais surtout augmentation remarquable de 1 à 3 mois.

Le *sucre*, augmentation notable de 8 à 10 mois, diminution de 1 jour à 1 mois.

Le *caséum*, augmentation de 1 jour à 2 mois, diminution de 10 à 24 mois.

Le *Beurre*, augmentation de 1 jour à 2 mois, diminution de 5 à 6 et de 10 à 11 mois.

Les *Sels*, augmentation lente et faible de 1 à 5 mois, diminution progressive aux autres époques.

La composition du lait, dans la constitution *faible*, reste à peu près normale. Dans la constitution *forte*, le poids des parties solides diminue. Le sucre et le caséum sont principalement atteints.

Chimiquement parlant, le lait des nourrices primipares se rapproche plus de la moyenne physiologique que celui des nourrices multipares.

La gestation, vers sa fin, augmente la quantité des éléments solides du lait. Au début, elle n'altère pas sa composition.

Le développement des mamelles n'exerce pas une influence notablement appréciable sur ce liquide.

L'influence de la menstruation se résume ainsi :

Les moyennes fournies par l'analyse des cas où existe la suspension des règles sont, à très peu de chose près, les moyennes de l'état physiologique.

Les cas de coexistence ou de retour donnent un abaissement de densité, du poids de l'eau et du sucre, avec une élévation pour le chiffre des parties solides et de la caséine. Pas de modifications pour le beurre et les sels.

La présence même des règles diminue la densité ; le poids de l'eau et du sucre augmente considérablement le poids des parties solides. C'est le caséum surtout qui profite de cet excès.

Le lait des femmes à cheveux noirs l'emporte en qualité sur celui des femmes à cheveux blonds, parce qu'il se rapproche davantage de la composition physiologique du lait, et que, comparé au lait opposé, élément par élément, il conserve partout la supériorité.

Les moyennes fournies par l'étude du lait des nourrices bien nourries sont celles à peu près du lait normal. L'alimentation médiocre laisse, au contraire, introduire dans le lait plus d'eau qu'il ne doit en contenir normalement. La densité et le chiffre des parties solides s'abaissent. Les éléments principalement frappés sont le caséum et le beurre.

Quand l'état de santé des nourrissons est satisfaisant, on ne trouve dans les chiffres qui représentent la composition du lait de la mère que de très légères différences avec celui de l'état normal.

Quand, au contraire, le nourrisson est mal portant, il y a constamment abaissement de densité, diminution du poids de l'eau ; augmentation des parties solides ne portant pas sur le sucre et le caséum, mais atteignant le beurre dans une proportion considérable.

La grande quantité de lait chez la femme ne fait pas varier la densité. Le poids de l'eau diminue légèrement ; le sucre augmente un peu, ainsi que le caséum ; le beurre et les sels perdent quelque chose.

Quand il y a peu de lait, en général, le poids de l'eau augmente. Dans les parties solides, le sucre et le caséum diminuent ; le beurre augmente.

La première et la dernière traite chez la femme ne donnent pas lieu aux différences qu'on remarque chez la vache, l'ânesse ou la chèvre.

Il y a des femmes *fromagères* et *beurrières*.

DEUXIÈME PARTIE.

NOURRICES MALADES.

Si, pour l'étude du lait de la femme à l'état normal, nous avons très peu de travaux dans les auteurs, ce manque de renseignements apparaît encore davantage dès qu'on vient à rechercher des études spéciales sur les altérations qu'il peut subir dans les maladies de la nourrice.

Parfois l'application du microscope à l'examen de quelques laits malades a révélé des modifications importantes, a constaté dans ce liquide l'introduction de quelques corps étrangers (pus, sang, vibrions) faciles à reconnaître par ce mode d'investigation. Parfois on a émis sur les proportions du beurre des opinions justifiées par l'analyse optique. Mais rien de positif sur la constitution chimique du lait n'a jamais été publié. L'attention des observateurs ne s'y était pas encore arrêtée. On ne trouve à cet égard, dans les auteurs, que des considérations générales, judicieuses souvent, mais ailleurs erronées. Nous passerons sous silence tous les faits enregistrés dans l'histoire de la science sur les accidents causés par de *mauvais laits*.

Ce qu'il fallait avant tout démontrer, c'était l'altération de ce liquide, et nous savons déjà qu'elle était à l'état d'hypothèse. Cependant une opinion presque universelle régnait encore, il y a peu d'années, sur la nécessité de priver un enfant de sa nourrice, dès que celle-ci devenait malade. Le nourrisson devait en être gravement impressionné, et la mort pouvait souvent être la conséquence d'un allaitement continué dans ces circonstances.

M. Donné est un de ceux dont les recherches ont appelé plus particulièrement l'attention des médecins sur les altérations constitutionnelles que le lait peut subir, sous *l'influence des maladies*. Il y avait noté souvent un excès dans les quantités de beurre. Les auteurs de l'article Lait et Allaitement du grand *Dictionnaire des sciences médicales* notaient qu'il diminuait considérablement de quantité (tome XXVII, p. 44).

M. Bouchut (1re édit., p. 71) annonçait en termes vagues que la plupart des affections déterminaient l'appauvrissement du lait. Néanmoins il convenait (page 95) qu'assez souvent le nourrisson n'éprouvait aucun dommage en tetant sa nourrice malade, et qu'en somme, la science manquait d'un travail sur les altérations que le lait peut subir dans les maladies (page 32).

L'un de nous, en 1850, lisait, à la Société de médecine des hôpitaux, un mémoire sur les modifications que le *beurre* et la *caséine* éprouvent dans les affections fébriles aiguës. Mais ce travail, fait à l'aide du microscope seulement, n'avait pu révéler que des circonstances isolées et non générales. La conséquence la plus nette, la plus précise des 14 observations suivies sur lesquelles il se fondait était : l'innocuité, d'une part, du lait des femmes malades sur le nourrisson, et la nécessité de laisser l'enfant teter la mère toutes les fois qu'on désirait voir la sécrétion du lait reparaître promptement et abondamment. Ce n'est que postérieurement à la publication des procès-verbaux des séances de cette société que quelques notes sur ce dernier sujet furent insérées dans le journal *l'Union médicale*, et que notre collègue M. Gubler a rédigé quelques pages dans le sens de nos conclusions.

Quoi qu'il en soit, en présence de ces faibles indications, on peut vraiment dire que l'étude des altérations du lait chez la femme, pendant les maladies de la nourrice, était toute neuve ; et elle sera même, après nos recherches, encore longtemps à se développer. En effet, l'analyse chimique demande pour nous qu'on recueille au moins 30 à 40 grammes de lait. Or, dans combien de circonstances arrive-t-on trop tard pour se procurer cette quantité? Que de fois aussi le lait, supprimé presque subitement, ne permet-il pas d'en recueillir deux cuillerées à bouche? Ce fait a lieu surtout pour les maladies aiguës. Mais il laisse le champ libre pour les affections chroniques, et c'est dans cette catégorie que nous avons pu recueillir un assez grand nombre d'observations. Cela expliquera la faible proportion des cas que nous avons analysés, et le temps qu'il nous a fallu pour les rencontrer. Nous avons pris ces documents soit en ville, soit principalement dans les salles des hôpitaux où se trouvent des lits consacrés aux nourrices malades.

Voici, sous ce rapport, quelles sont les sources où nous avons puisé :

En ville. . . . . 3 ⎫
Hôpital Saint-Antoine . . . . 18 ⎪
    —   de Bon-Secours. . . . . . 10 ⎬ 46
    —   de Lourcine. . . . . 9 ⎪
    —   de la Maternité . . . . . . 6 ⎭

Ces 46 cas ont été divisés en deux catégories différentes :

1° Affections aiguës fébriles, 19 cas;

2° Affections chroniques, apyrétiques, ou à peu près, 27 cas.

Il existe, sous tant de rapports, soit dans la symptomatologie, soit dans la durée, soit dans la marche, des différences si tranchées entre ces deux divisions, que nous n'avons nulle part réuni ensemble les résultats généraux obtenus par nos analyses dans ces deux conditions particulières. En voici l'histoire séparée :

§ Ier. — *Affections fébriles aiguës (19 cas).*

	MOYENNE.	MAXIMUM.	MINIMUM.	ÉTAT normal ou physiologique.
Densité.	1031.20	1035.28	1025.57	1032.67
Poids de l'eau.	884.91	911.35	869.22	889.08
— des parties solides. .	115.09	130.78	75.66	110.92
— du sucre	33.10	48.71	19.50	43.64
— du caséum et des matières extractives..	50.40	66.26	34.62	39.24
— du beurre.	29.86	56.37	5.11	26.66
— des sels par incinération.	1.73	6.95	0.67	1.38

Quand on considère ce tableau, et que l'on compare entre

elles les moyennes de l'état morbide à celles de l'état physiologique, on constate rapidement :

```
Dans  la densité . . . . . . . diminution légère.
  —   l'eau. . . . . . . . . . diminution notable.
  —   les parties solides . .  augmentation dans le même sens.
  —   le sucre. . . . . . . .  diminution marquée.
  —   le caséum . . . . . .    augmentation marquée.
  —   le beurre . . . . . .    augmentation marquée.
  —   les sels . . . . . . .   légère augmentation.
```

Ainsi donc le lait, pendant les maladies aiguës, subit, comme
la plupart des sécrétions générales importantes du corps, une
diminution très notable dans sa quantité. Les parties solides
augmentent ; l'eau diminue. Ainsi arrive-t-il pour le sang,
l'urine, la salive, la sueur. Et notons qu'ici cette disparition
de l'eau a lieu sans *métastase*, sans qu'aucune autre sécrétion
ou départ liquide se soit opéré sur une autre surface. C'est
une diminution *essentielle* des quantités d'eau. — Elle est
pour ainsi dire évaporée, brûlée, et les glandes, comme tout
le système du corps auquel elles appartiennent, tendent à se
solidifier, à devenir ainsi que leurs produits plus épaisses, plus
plastiques. Cette proportion en *plus* des éléments solides du
lait n'est pas très considérable. Ce qu'il y a de plus curieux,
c'est la modification ou la perversion qui s'est opérée dans les
quantités relatives des éléments constitutifs du lait.

Ainsi, tandis que le sucre baisse considérablement, les trois
autres corps augmentent dans une progression croissante
depuis les sels et le beurre jusqu'au caséum, qui à lui seul
répare toutes les pertes éprouvées par le sucre. Il serait curieux de savoir ce que devient ce sucre si subitement enlevé à
l'économie. Une observation autrefois publiée par M. Hervez
de Chégoin, et dans laquelle il était question de sucre de
lait trouvé en grande quantité dans les urines d'une femme
dont le lait s'était brusquement supprimé sous l'influence
d'une péritonite aiguë, a conduit l'un de nous à rechercher
ce corps dans les urines des nouvelles accouchées ou des

nourrices chez lesquelles la sécrétion lactée disparaissait avec rapidité. Dans cinq cas où l'analyse a pu être faite et où l'urine avait été extraite par la sonde directement de la vessie, nous n'avons pu obtenir aucune trace de ce produit. Dans un cas cependant il s'est développé sous nos yeux une série de phénomènes que nous n'avions jamais observés dans l'étude des urines. Il s'agissait d'une nourrice, à Paris depuis deux jours, et qui avait été prise de vives coliques siégeant un peu dans l'hypochondre droit, sans ictère, sans rien dans le thorax, avec fièvre intense et diminution notable du lait. L'analyse de ce liquide nous donna moins de sucre que dans l'état normal ; et les urines, assez abondantes, d'une couleur légèrement brune, fournissaient une densité de 1,048. Il n'existait pas de matière colorante de la bile. Par aucun procédé le sucre ne put y être décelé. Le lendemain, sans que la malade ait bu d'une manière excessive, les urines, blanches et claires, donnaient une densité de 1,008 à 1,012. Les premières urines de cette nourrice, examinées par notre confrère M. Mialhe, ne lui présentèrent pas plus de sucre qu'à nous ; mais il fut amené à supposer en elles la présence d'une substance carbonisable, qui fut brûlée par l'acide azotique à froid, et sur la nature de laquelle il ne put rien découvrir. Quel rapport existait-il entre cet état des urines et la suppression du lait? Nous ne saurions le dire. Mais il est évident qu'il faut sur ce point de nouvelles observations. Nous les suivons avec attention.

Un lait dont la composition a subi le plus souvent ces modifications est-il susceptible de rendre malades les enfants auxquels on le donne ? Oui, sans doute, s'il était sécrété en assez grande quantité pour que l'enfant en fît sa nourriture unique et habituelle ; mais jamais il n'en est ainsi. Toutes les fois qu'il nous a été possible d'en recueillir une quantité suffisante pour procéder à son analyse, il nous a fallu souvent, et presque toujours, conserver le lait produit pendant vingt-quatre à trente-six heures. Et l'on conçoit alors que si le nourrisson continue de teter la mère, il ne prend qu'une alimentation insuffisante bien plutôt qu'une nourriture nuisible. C'est dans ce cas que l'enfant pourrait mourir de faim si l'on ne lui donnait pas autre chose. Mais c'est aussi en le laissant au sein qu'on entretient dans cette glande l'excitation nécessaire à la continuation, et plus tard à la reproduction intacte et complète de la sécrétion lactée.

La rareté ou le petit nombre des faits analysés nous a engagés à donner ici avec détail tous les tableaux qui se rapportent à chaque maladie en particulier. Il est possible que par la suite un plus grand nombre de faits recueillis modifie quelques unes de nos analyses.

Jusqu'ici nous n'avons qu'à les présenter telles que le laboratoire nous les a données, et avec toutes les réserves que notre faible bagage doit nous imposer.

A. — Entérite aiguë (1 cas).

Densité.	1030.68
Poids de l'eau	883.22
— des parties solides	116.78
— du sucre.	33.21
— du caséum et des matières extractives	50.30
— du beurre	31.53
— des sels par incinération. . .	1.74

Le fait saillant est l'augmentation des parties solides, et conséquemment la diminution de l'eau ; et avec la déperdition du sucre, l'élévation du caséum, du beurre et des sels.

B. — Pleurésie aiguë (1 cas).

Densité	1033.98
Poids de l'eau	888.95
— des parties solides	111.05
— du sucre.	32.94
— du caséum et des matières extractives	49.55
— du beurre	27.77
— des sels par incinération. . .	0.79

On se rapproche ici de l'état physiologique quant aux rapports des quantités d'eau avec les parties solides. Mais l'interversion des proportions du sucre et du caséum a toujours lieu.

C. — *Colite aiguë* (1 cas).

Densité.	1025.57
Poids de l'eau	869.60
— des parties solides.	130.46
— du sucre.	32.08
— du caséum et des matières extractives	42.86
— du beurre	54.12
— des sels par incinération. . .	1.40

La densité s'est beaucoup abaissée (ceci tient à l'augmentation considérable du beurre : de 26,66, il est monté à 54,12), et les parties solides en masse se sont élevées de 110,92 à 130,40. C'est un des maximum les plus hauts que nous ayons rencontrés. Mêmes effets sur le sucre et les sels.

D. — *Trouble moral très vif avec fièvre* (1 cas).

	SOUS l'influence de l'émotion.	AVANT le trouble moral.	ÉTAT physiologique.
Densité.	1032.99	1032.86	1032.67
Poids de l'eau.	908.93	889.49	889.08
— des parties solides. . .	91.07	110.51	110.92
— du sucre.	34.92	41.52	43.64
— du caséum et des matières extractives. . . .	50.00	44.02	39.24
— du beurre	5.14	23.79	26.66
— des sels par incinération.	1.04	1.18	1.38

On a tant parlé des effets terribles produits sur les enfants par le lait des nourrices soumises à de vives émotions que nous avons recherché avec le plus grand soin l'occasion de nous en procurer dans cette circonstance. Une nourrice placée à l'hôpital Saint-Antoine, dans le service de l'un de nous, perdit en quelques jours, par suite d'une pneumonie double, un jeune enfant, le seul qu'elle eût. Au moment de sa mort, elle fut prise d'étouffements et de sanglots, de tremblements nerveux, de frissons vagues, et au bout de quelques heures de fièvre ardente. Le lait diminua rapidement de quantité ; nous fûmes assez heureux pour pouvoir recueillir, peu d'heures après ces symptômes, 50 grammes du lait de cette nourrice.

Nous ne rappellerons que brièvement l'opinion et les faits relatés par les auteurs, à propos de cette influence particulière sur le lait.

Van Swieten (*Commentaire de Boerhaave*), Rosen (page 11), Dupuy et Parmentier, Petit-Radel, Brachet (*Traité des con-vulsions*, 3ᶜ édition, page 233), racontent chacun plusieurs observations dans lesquelles, à la suite de la colère, de l'ivresse ou de mauvais traitements, le lait de la nourrice donné à l'enfant avait déterminé chez lui des convulsions, des hémor-rhagies et même la mort. Notons cependant que les faits manquent de tous les détails indispensables pour être acceptés sans critique, et que, dans aucun cas, l'analyse du lait n'a été ni tentée ni faite. Quelquefois on a remarqué que ce liquide était visqueux comme du blanc d'œuf (Deyeux et Parmen-tier). Mais à part cela, tous les auteurs (Lhéritier, page 634 ; Bouchut, page 31) reconnaissent qu'on ignore le genre d'al-tération que le lait a pu subir. Deyeux même va beaucoup trop loin, nous pensons, quand, après avoir signalé l'aspect du lait d'une femme prise d'attaque de nerfs, il dit : « Le » fluide dont il s'agit ne pourra jamais donner à ceux qui » l'examineront avec l'attention la plus scrupuleuse, des pro-» duits parfaitement semblables. De là l'insuffisance de toutes » ces analyses comparatives. » (Page 232.)

Nous n'avons pu recueillir qu'un seul fait, mais les modi-fications profondes qu'on remarque dans ce lait doivent nous faire penser qu'il y en a habituellement, et qu'on devra s'at-tacher à recueillir beaucoup de faits de cette nature.

On voit en effet que la densité est restée la même à peu près qu'à l'état normal. Mais ceci tient à la disparition du beurre et à l'élévation de la caséine, et offre une fois de plus la preuve du *peu d'importance* réelle et définitive qu'il faut accorder à la considération isolée de la densité, quand on veut connaître la composition du lait. Dans ce cas, on aurait conclu que le lait était bon.

Mais ce qui devient digne d'attention, c'est l'introduction subite d'une quantité considérable d'eau dans le liquide. Ce fait a d'autant plus d'importance pour nous, que nous avions l'analyse du lait de la nourrice pris lors de son entrée à l'hôpital et trois jours avant la mort de son enfant; nous avons, dans le tableau qui précède, mis en regard ces trois conditions, l'état physiologique général, l'état normal de la nourrice avant son émotion, l'état du lait après son trouble moral.

Les parties solides ont diminué dans la proportion de l'augmentation de l'eau ; le sucre a diminué considérablement ; le beurre de 26,66, ou mieux, chez elle, de 23,79, est descendu à 5,14 ; les sels ont aussi perdu quelque chose, et la caséine seule représente toutes les augmentations.

A la vue de cette analyse, on doit encore se demander si c'est à la perversion subite de la composition du lait qu'il faut attribuer les accidents signalés par les auteurs, ou s'il est besoin là, comme dans toutes les autres maladies où l'altération des solides ou des liquides n'est que faible ou peu apparente, de recourir à une espèce de *virus nerveux* qui, en dehors des troubles réels constatables, a communiqué au lait des propriétés accidentellement et violemment vénéneuses. Il n'y a qu'une observation ultérieure très sévère des faits et de toutes les circonstances qui toucheront à la santé de la mère et de l'enfant, ainsi que des analyses multipliées et très exactes de laits recueillis dans ces circonstances, qui pourront éclairer cette question. Il faudra également ment tenir compte de tous les autres caractères du lait ; ici, physiquement, la couleur, la viscosité, n'avaient pas subi d'altération.

En somme, et jusqu'à nouvel ordre, tant à cause des faits nombreux relatés dans les auteurs, et auxquels il faut bien accorder un certain degré de foi, qu'à cause des troubles matériels signalés dans l'analyse du lait de notre nourrice, on devra se hâter de retirer le nourrisson du sein d'une mère qui se trouvera en proie à des émotions violentes, quelle qu'en soit la source. Un jour ou deux n'arrêtent pas la sécrétion et ne troubleront que peu l'enfant, et avant de lui rendre sa nourriture habituelle, il sera bon de faire analyser le lait et de s'assurer si, physiquement et chimiquement parlant, il a repris ses caractères ordinaires.

E. — Malaise général, courbature, fièvre (1 cas).

Densité	1032.44
Poids de l'eau	880.32
— des parties solides	119.68
— du sucre.	32.14
— du caséum et des matières extractives	47.70
— du beurre	32.89
— des sels par incinération . .	6.95

Il se présente souvent à l'observation, même chez les nourrices, des cas analogues à celui dont nous donnons l'analyse. Cette femme entra à l'hôpital sans maladie bien caractérisée. Son lait avait peu diminué, mais elle avait de la fièvre et de la courbature générale. Elle ne fut indisposée que pendant quelques jours.

On voit que les indications générales de l'influence de l'état aigu se reproduisent dans ce fait isolé :

Densité	normale.
Eau.	diminuée.
Parties solides	augmentées.
Sucre	diminué.
Caséum	augmenté.
Beurre.	augmenté.
Sels	très augmentés.

La diminution du sucre et l'élévation du chiffre des sels sont seules à noter.

F. — *Métrite du col utérin et vaginite aiguës (4 cas).*

	MOYENNE.	MAXIMUM.	MINIMUM.
Densité.	1033.40	1035.28	1030.62
Poids de l'eau.	884.71	893.30	876.10
— des parties solides. . .	115.29	123.90	106.70
— du sucre.	40.00	48.71	31.32
— du caséum et des ma-tières extractives. .	56.71	66.26	44.51
— du beurre.	17.12	29.68	7.84
— des sels par incinéra-tion	1.47	2.80	0.67

Peu de modifications remarquables sont à signaler : l'élévation de la densité et des parties solides, le sucre maintenu jusqu'à son niveau, le caséum toujours très augmenté , et le beurre notablement abaissé.

Quatre observations ont servi de base à ces résultats; ils doivent donc être étudiés et médités avec plus de soin. Nous faisons cette remarque surtout à cause de l'abaissement du chiffre du beurre, qui n'est pas un des caractères qui appartiennent en général aux affections aiguës.

G. — *Métro-péritonite aiguë (9 cas).*

	MOYENNE.	MAXIMUM.	MINIMUM.
Densité.	1030.30	1031.84	1026.81
Poids de l'eau.	885.09	911.35	869.22
— des parties solides. . .	114.91	130.78	88.65
— du sucre.	30.07	36.57	19.50
— du caséum et des ma-tières extractives . .	48.33	56.87	34.62
— du beurre.	35.03	56.37	10.45
— des sels par incinéra-tion.	1.48	2.08	1.01

Ces résultats sont la suite de neuf analyses. Toutes les précautions ont été prises pour que le lait fût recueilli à l'époque la plus rapprochée du début de la maladie, avant que la malade ait perdu assez de lait pour qu'il devînt très difficile de s'en procurer, et avant surtout qu'elle ait été fatiguée ou épuisée par quelque traitement énergique. Nous signalons ces diverses conditions à l'observation, afin qu'on voie, autant que possible, dans nos analyses, les effets les plus exacts et les plus vrais de l'influence de la maladie elle-même sur la sécrétion du lait.

La densité s'est abaissée. Ceci tient à l'élévation notable du chiffre du beurre.

L'eau et les parties solides ont été influencées dans des proportions inverses, mais dans le sens général de l'action des maladies aiguës, c'est-à-dire que l'eau a diminué.

Le sucre a gardé la trace principale de cette influence. Il a diminué, comme toujours, dans ce cas.

Le caséum, le beurre et les sels ont (sauf ces derniers) considérablement augmenté. Comme ce nombre de neuf est énorme relativement aux quinze cas d'affections aiguës que nous avons étudiés, et comme il a dicté une partie des résultats, nous ne reviendrons pas ici sur les considérations particulières qui pourraient ressortir de ces chiffres.

H. — Fièvre typhoïde, 5ᵉ jour (1 cas).

Densité.	1031.74
Poids de l'eau	924.34
— des parties solides	75.66
— du sucre.	31.46
— du caséum et des matières extractives	32.91
— du beurre	9.09
— des sels par incinération.	2.20

Nous avons pu recueillir le lait d'une nourrice atteinte de fièvre typhoïde de moyenne intensité. Elle n'avait pas donné à teter depuis le début de sa maladie.

On voit, par cette analyse, que le poids des parties solides a considérablement diminué : de 110 il descend à 75. Tous les éléments solides, hormis les sels, ont subi cette diminution.

Le sucre et le beurre sont principalement atteints ; la caséine, à un moindre degré.

Le lait de cette femme avait cinq mois.

Le résultat donné par cette analyse est, quant au beurre, en rapport avec ce que l'un de nous avait déjà vu à l'aide du microscope et qu'il avait décrit dans un travail précédemment rappelé. Un semblable lait est, ainsi que nous le disions, insuffisant avant tout, mais on n'y découvre aucun élément nuisible.

Nous nous bornerons à donner maintenant le tableau de l'influence, ou le résumé général de l'action de chaque maladie en particulier sur la composition du lait, de manière qu'on puisse la saisir d'un coup d'œil rapide et qu'on puisse aussi la comparer immédiatement avec la composition physiologique du lait.

Résumé de l'influence de chaque maladie aiguë, fébrile en particulier.

	Enté-rite aiguë.	Pleuré-sie aiguë.	Colite aiguë.	Trouble moral très vif avec fièvre.	Malaise général cour-bature, fièvre.	Métro-vagi-nite aiguë.	Métro périto-nite aiguë.	Fièvre ty-phoïde.	État physio-lo-gique.
Densité.	1038.68	1033.98	1025.57	1052.99	1032.44	1035.40	1030.30	1031.74	1032.67
Poids de l'eau. . .	883.22	888.95	869.60	908.93	880.52	884.71	885.09	924.34	889.08
— des parties so-lides.	116.78	111.03	130.46	91.07	119.68	115.29	114.91	75.66	110.92
— du sucre. . . .	33.21	32.94	32.08	34.92	32.14	40.00	30.07	31.46	45.64
— du caséum et des matières extractives. .	50.30	49 33	42.86	50.00	47.70	56.74	48.33	32.91	39.24
— du beurre. . .	31.33	27.77	54.12	5.14	32.89	17.12	35.03	9.09	26.66
— des sels par in-cinération. .	1.74	0.79	1.40	1.01	6.93	1.47	1.48	2.20	1.58

En ne s'occupant que des résultats extrêmes dans les maladies aiguës observées par nous, le lait a donné les résultats suivants :

ONT ÉTÉ AU	La densité dans	Le poids de l'eau dans	Le poids des parties so-lides dans	Le poids du sucre dans	Le poids du beurre dans	Le poids du caséum dans	Le poids des sels dans
MINIMUM.	La colite aiguë.	Colite.	Fièvre typhoïde.	Métro-péritonite.	Trouble moral.	Fièvre typhoïde.	Pleurésie.
MAXIMUM.	Pleurésie.	Fièvre typhoïde.	Colite.	Métro-vaginite.	Colite.	Métro-vaginite.	Malaise, cour-bature.

§ II. — *Affections chroniques.* — *Influence des affections chroniques* (27 *cas*).

	MOYENNE.	MAXIMUM.	MINIMUM.	ÉTAT physiologi-que.
Densité.	1031.47	1037.52	1027.07	1032.67
Poids de l'eau.	885.50	923.58	832.96	889.08
— des parties solides. .	114.50	167.04	89.51	110.92
— du sucre	43.37	57.98	30.38	43.64
— du caséum et des ma-tières extractives.	37.06	47.49	12.70	39.24
— du beurre.	32.57	73.05	6.90	26.66
— des sels par inciné-ration	1.50	3.38	0.61	1.38

L'influence des affections chroniques sur la composition du lait des nourrices se remarque d'une manière évidente, à la vue de ce tableau. La densité s'est abaissée un peu. On doit surtout attribuer ce fait à l'élévation du chiffre du beurre, qui, dans quelques cas, a atteint 73,05 au lieu de 26,66. Les quantités d'eau sont inférieures comme dans l'état aigu, mais elles perdent un peu moins qu'elles relativement à la moyenne physiologique. Par contre, le poids des parties solides a augmenté dans les mêmes proportions. Cette première condition incontestable, et qui est la conséquence de vingt-sept analyses, est entièrement neuve et opposée à toutes les opinions des médecins qui inclinaient jusqu'ici à considérer le lait des nourrices malades chroniquement comme appauvri, c'est-à-dire comme contenant une quantité d'eau plus grande que dans l'état normal. La distinction entre ce lait et celui des affections aiguës, porte sur la manière dont cette augmentation des parties solides s'est répartie sur chaque élément en particulier. Dans les affections aiguës, le *sucre* perdait seul de son poids. Ici c'est la *caséine* qui demeure au-dessous de la moyenne physiologique, et qui est descendue en fait jusqu'à 12,70. Le beurre est l'élément sur lequel l'augmentation se fixe principalement. Il s'est élevé jusqu'au chiffre de 73,05, au lieu de 26,66. Le *sucre* n'a pas subi d'accroissement ; les *sels* ont gagné quelque chose.

Pour mieux comprendre les modifications subies directement et comparativement dans ces deux états de maladie, on n'a qu'à étudier le tableau suivant :

	AFFECTIONS aiguës. 18 cas.	AFFECTIONS chroniques. 27 cas.	ÉTAT physiologique. 89 cas.
Densité.	1031.20	1031.47	1032.67
Poids de l'eau	884.91	885.50	889.08
— des parties solides . . .	115.12	114.50	110.92
— du sucre.	33.10	43.37	43.64
— du caséum.	50.40	37.06	39.24
— du beurre.	29.86	32.57	26.66
— des sels	1.76	1.50	1.38

Et l'on en conclura qu'il y a :

	Dans les affections aiguës.	Dans les affections chroniques.
Densité	diminuée légèrement.	diminuée légèrement.
Poids de l'eau. . . .	diminué.	diminué.
— des parties solides	augmenté	augmenté.
— du sucre.	très diminué.	normal.
— du caséum. . . .	très augmenté. . . .	diminué.
— du beurre	augmenté	augmenté.
— des sels	augmenté légèrement.	augmenté légèrement.

Quel rôle, réciproquement, dans les affections aiguës et les affections chroniques, jouent la diminution du sucre et l'augmentation du caséum? la diminution du caséum et l'augmentation du beurre? Pourquoi cet antagonisme entre la perte d'un élément respirateur et l'excès d'un élément nutritif d'un côté, et de l'autre, l'augmentation d'un élément respirateur et l'abaissement d'un élément nutritif? Dans ce dernier cas serait-ce par suite d'une réparation interstitielle imparfaite et d'une altération consécutive de la nutrition générale, que l'enfant soumis à cette influence serait plus apte à contracter les virus ou les faiblesses organiques de la mère? Et cependant nous avons plus d'une fois vu à des nourrices profondément syphilisées, des nourrissons d'une santé parfaite et qui ne paraissaient nullement souffrir des conditions spéciales de leur allaitement. Le fait le plus évident, c'est qu'à part cette interversion dans le poids normal des éléments constitutifs du lait, nous n'y avons découvert aucun corps particulier. La recherche du passage des diverses substances dans le lait, travail dont nous ferons plus tard suivre celui-ci, nous éclairera peut-être davantage sur la part d'influence qu'il faut attribuer à cette sécrétion dans la santé, la maladie et la guérison des enfants à la mamelle.

HISTOIRE PARTICULIÈRE DE CHACUNE DES AFFECTIONS CHRONIQUES DANS LESQUELLES NOUS AVONS ANALYSÉ LE LAIT DES NOURRICES.

A. — *Ophthalmie chronique (2 cas).*

	MOYENNE.	MAXIMUM.	MINIMUM.
Densité.	1031.30	1032.84	1029.77
Poids de l'eau	882.13	892.93	871.34
— des parties solides. . .	117.86	128.66	107.07
— du sucre.	46.29	52.05	40.53
— du caséum et des matières extractives. . .	37.05	38.54	35.55
— du beurre.	32.82	36.03	29.62
— des sels par incinération.	1.70	2.04	1.36

Ce tableau donne presque les mêmes résultats que la moyenne générale.

B. — *Pleurésie chronique (2 cas).*

	MOYENNE.	MAXIMUM.	MINIMUM.
Densité.	1032.74	1034.32	1031.16
Poids de l'eau	892.84	896.65	889.00
— des parties solides . . .	107.16	111.00	103.35
— du sucre	45.26	47.51	43 02
— du caséum et des matières extractives . . .	36.46	37.04	35.88
— du beurre.	24.25	25.16	23.35
— des sels par incinération	1.19	1.29	1.10

Ici, comme pour la pleurésie aiguë, les chiffres tendent singulièrement à se rapprocher des moyennes normales. La densité est naturelle. Le poids de l'eau et celui des parties solides sont à trois unités près à l'état physiologique. Le sucre a seul augmenté, et les trois autres éléments ont diminué. C'est en cela que cette analyse basée sur deux cas, diffère sensiblement de la moyenne générale ; mais ces diminutions sont elles-mêmes peu considérables, ce qui en atténue la signification.

C. — *Entérite et diarrhée chroniques (1 cas).*

Densité.	1032.28
Poids de l'eau	861.34
— des parties solides	138.86
— du sucre.	50.25
— du caséum et matières extractives	39.19
— du beurre	48.53
— des sels par incinération . .	0.89

Nous n'avons qu'un cas de cette nature ; il faut donc se défendre d'en tirer des conclusions. En effet, l'eau y descend à un chiffre très inférieur. Les parties solides s'élèvent dans le même rapport. Et ici l'augmentation porte pour un chiffre très élevé sur le sucre et sur le beurre. La caséine a repris son niveau, et les sels ont diminué de moitié. Pour expliquer de pareilles modifications, il faudrait un grand nombre d'observations. Le plus sage est de se borner à les constater sans commentaire.

D. — *Diète absolue pendant 7 jours, à la suite d'accouchement, pas de fièvre (1 cas).*

Densité.	1027.07
Poids de l'eau	885.17
— des parties solides	114.83
— du sucre.	30.38
— du caséum et des matières extractives	46.13
— du beurre	37.28
— des sels par incinération. . .	1.04

Ce fait nous offre l'occasion d'étudier l'influence de la diète et de la diète seule, sans complications fébriles, sur la composition du lait. Son âge était de sept jours. L'augmentation de plus de 10 parties de beurre a fait descendre la densité à 1,027. L'eau a un peu diminué, la somme des parties solides a augmenté. C'est sur le sucre et à peine sur les sels que la perte s'est concentrée. Le beurre et le caséum ont subi une augmentation très notable. Ces résultats isolés diffèrent des moyennes générales. Mais pour faire disparaître ces inconvénients, il n'y aura qu'une observation patiente et multipliée suffisamment sur chaque sujet ; alors chaque affection aura peut-être son mode d'être à part, sa forme et sa loi physiologique.

E. — Bronchite sub-aiguë (1 cas).

Densité.	1032.40
Poids de l'eau	887.77
— des parties solides	112.23
— du sucre.	47.05
— du caséum et des matières extractives	39.89
— du beurre.	23.83
— des sels par incinération . .	1.46

Rien ici de particulier à noter, si ce n'est l'interversion du résultat moyen. La caséine a son chiffre normal ; le sucre a augmenté ; le beurre, ailleurs si élevé, perd trois unités. — La difficulté de la respiration a-t-elle nécessité une plus grande dépense de beurre ? Et le beurre dans ce cas, est-il plus rapidement ou plus spécialement attaqué que le sucre ?

F. — Métro-vaginite chronique avec amaigrissement (1 cas).

Densité. . . . . . . , ...	1030.81
Poids de l'eau . . . . , . .	878.35
— des parties solides	121.65
— du sucre.	42.25
— du caséum et des matières extractives	25.21
— du beurre	51.98
— des sels par incinération. . .	2.21

Des résultats remarquables ressortent de ce tableau. C'est d'abord la diminution considérable de l'eau et l'augmentation dans une proportion non moins grande du chiffre du beurre, ainsi que la diminution de la caséine.

Cette diminution est-elle la conséquence de l'amaigrissement et de la faiblesse constitutionnelle de la nourrice? Toujours est-il qu'un semblable lait ne paraîtra à personne dans des conditions convenables pour être administré. Et pourtant à l'aide du microscope, on aurait découvert un lait très riche en globules. Et comme ici la caséine a décrû dans le rapport opposé, on fût tombé dans l'erreur la plus grave en classant ce lait parmi les bons.

G. — *Bronchite, hémoptysie tuberculeuse pulmonaire* (5 cas).

	MOYENNE.	MAXIMUM.	MINIMUM.	ÉTAT physiologique.
Densité.	1031.41	1032.51	1030.81	1032.67
Poids de l'eau	892.53	910.49	874.32	889.08
— des parties solides . .	107.47	125.68	89.51	110.92
— du sucre.	42.93	45.22	40.30	43.64
— du caséum et des matières extractives . .	38.46	47.49	34.45	39.24
— du beurre.	24.39	44.23	6.90	26.66
— des sels par incinération	1.69	2.51	1.02	1.38

La fréquence des tubercules pulmonaires, l'intérêt qui s'attache à la question de leur hérédité, par quelque voie que ce soit, nous a fait rechercher et étudier avec beaucoup de soin le lait des nourrices atteintes de cette affection. Cinq cas bien caractérisés se sont offerts à nous. C'est bien peu, mais on se rappellera que beaucoup de mères atteintes gravement succombent souvent à une époque très rapprochée du part, que d'autres fois les médecins, soit en ville, soit à la campagne, s'opposent à la nourriture des enfants par des femmes placées dans ces conditions ; et enfin que ces nourrices-là ont en général ou peu ou pas de lait.

Quand on compare la composition de ce liquide à celle de

son état physiologique, on n'y trouve pas de différences capitales, c'est-à-dire qu'il y a des femmes qui, à l'état normal, offrent des chiffres analogues à ceux qui représentent les moyennes de cette condition morbide. Le principe de cette affection est-il donc insaisissable? Nous n'avons pas, dans tous les cas, ajouté à notre étude chimique celle par le microscope. Cela deviendra peut-être indispensable alors qu'il s'agira de rechercher dans le lait des corpuscules analogues à ceux que M. Lebert a découverts et décrits dans le tubercule lui-même, et par suite dans les crachats des phthisiques. Disons seulement aujourd'hui que l'analyse chimique quantitative du lait des nourrices tuberculeuses ne nous a révélé aucun trouble manifeste dans sa composition, soit dans les proportions de l'eau et des parties solides, soit dans les rapports entre eux des éléments constitutionnels.

Ces deux cas nous ont cependant donné lieu de faire une division déjà indiquée par la nature des symptômes éprouvés par les malades. Sur les 5 nourrices tuberculeuses, 2 n'avaient ni diarrhée, ni caverne, ni amaigrissement notables, 3 se trouvaient dans des conditions opposées.

Le tableau suivant offre les différences attachées à ces deux espèces de lait.

Résumé comparatif de la tuberculisation avec ou sans diarrhée.

	SANS DIARRHÉE.	AVEC DIARRHÉE.
Densité.	1031.84	1031.38
Poids de l'eau.	876.59	903.16
— des parties solides.	123.41	96.84
— du sucre.	42.14	43.45
— du caséum et des matières extractives	37.46	39.14
— du beurre.	41.82	42.76
— des sels par incinération . . .	1.99	1.49

Il découle de ces chiffres quelques résultats remarquables ; le poids des parties solides est considérablement diminué dans les cas avec amaigrissement et diarrhée. Le sucre, le caséum et les sels sont, à très peu de chose près, dans leurs rapports naturels. Mais le beurre a subi une dépréciation très marquée, le chiffre en est descendu à 12,76, et les parties solides de 123, chiffre des cas sans diarrhée, tombe à 96 ! L'analyse pouvait seule faire reconnaître ces altérations, et il était impossible de se douter de ce fait, sans la décomposition et l'étude des conditions diverses auxquelles nous nous sommes livrés pour analyser le lait des femmes phthisiques. — Si donc, et en ne prenant pour base que la composition élémentaire du lait, il était tolérable en principe de permettre l'usage du lait des femmes tuberculeuses, il faudrait immédiatement établir la distinction entre celles qui ont de la diarrhée, des cavernes, de l'amaigrissement, et celles qui échappent à ces complications ; le lait de ces dernières devrait à double titre être proscrit.

Les tableaux n⁰ˢ 81 et 82 donnent les détails de l'analyse du lait dans ces deux conditions diverses. (Voir ces tableaux à la fin du travail.)

H. — *Abcès du sein sans fièvre (5 cas).*

	MOYENNE.	MAXIMUM.	MINIMUM.
Densité	1031.22	1033.66	1029.34
Poids de l'eau	887.08	923.58	864.82
— des parties solides . .	112.92	138.18	76.42
— du sucre.	41.72	46.71	34.45
— du caséum et des matières extractives . .	35.89	43.90	12.70
— du beurre	34.23	52.83	19.95
— des sels par incinération.	1.08	1.42	0.61

Les cinq cas d'abcès du sein, dont nous donnons les analyses, ne sont pas, à proprement parler, des maladies chroniques. Il n'y avait pas de fièvre. Et ces abcès anciens et multiples, pour la plupart, n'avaient en rien troublé la santé générale des nourrices. Nous avons recueilli le lait des seins malades.

En consultant le tableau placé en tête du chapitre, on remarquera en effet peu de différences capitales entre ses moyennes et celles de l'état normal. — La caséine et le sucre ont subi une diminution qui est compensée par l'élévation du chiffre du beurre. Les sels ont un peu baissé. — Mais en somme, l'eau n'a pas sensiblement perdu. Et, à la rigueur encore, il est un certain nombre de laits à l'état normal qui offrent cette composition.

I. — *Syphilis.*

Parmi les maladies chroniques constitutionnelles, la syphilis est une de celles où il serait le plus à désirer de connaître comment a lieu la transmission héréditaire. L'allaitement sert-il de moyen ? Le lait est-il un véhicule qui porte d'une nourrice infectée à un enfant sain jusque-là, les éléments d'un virus qui plus tard doit le rendre affreusement malade, ou modifier de la manière la plus funeste toute son organisation?

Rien sur la constitution chimique du lait des nourrices syphilitiques, en traitement mercuriel, ou hors de ce traitement n'existe dans la science.

Tous les auteurs se sont accordés à proscrire ce lait, mais en ne donnant à cette opinion que des raisons théoriques.

Donné (*Cours de microscopie,* page 438), s'exprime ainsi : « Il m'a été impossible de trouver des différences entre le lait » des femmes syphilitiques, et celui des nourrices parfaite » ment saines. » Et ailleurs (*Conseils aux mères,* notes de la page 110) : « par aucun moyen, soit le microscope, soit tout

» autre procédé d'analyse, on ne saisit la moindre tracé d'al-
» tération dans le lait des nourrices syphilitiques. »

M. L'Héritier (page 636) partage la même opinion.

M. Bouchut (page 18, 1re édition), écrit ce qui suit : « Le
» lait sécrété ainsi (sous l'influence de la syphilis) n'est pas
» différent sous le microscope, du lait de femmes de généra-
» tion goutteuse, lymphatique et autre..... Il est probable
» que ces maladies (tubercules pulmonaires, *syphilis*) sont
» plus ou moins préjudiciables à la nourrice et à l'enfant,
» mais cela n'est pas démontré par l'observation. » Et enfin
(page 19) : « Dans la syphilis, le lait n'offre pas d'altération
» appréciable. »

Nous avons recueilli le lait de neuf femmes atteintes de la
manière la plus évidente d'accidents syphilitiques constitutionnels. — Les unes n'avaient encore subi aucun traitement.
D'autres étaient en traitement mercuriel. Nous avons pu, sur
une malade, avoir du lait avant, pendant et après le traitement terminé et la guérison obtenue.

Voici les résultats de nos analyses.

Syphilis (9 cas réunis).

	MOYENNE.	MAXIMUM.	MINIMUM.	ÉTAT physiologique.
Densité	1034.05	1037.52	1027.75	1032.67
Poids de l'eau.	902.38	907.35	880.78	889.08
— des parties solides .	97.62	119.22	92.65	110.92
— du sucre.	44.21	54.73	31.33	43 64
— du caséum et des matières extractives .	35.26	40.73	26.53	39.24
— du beurre	15.87	29.80	9.12	26.66
— des sels par incinération.	2.28	2.49	2.20	1.38

Les conséquences de ces neuf analyses donnent spécialement pour la syphilis quelques résultats qui ne sont pas en

rapport avec les moyennes générales des affections chroniques.

D'abord la densité s'est élevée d'une manière extraordinaire. Ce résultat a été, sauf une seule fois, constant dans les neuf observations. Ce n'est certainement pas à l'augmentation des parties solides qu'il faut l'attribuer, car elles ont énormément diminué. — Serait-ce à la diminution notable du beurre, dont l'élévation produit toujours un abaissement de densité ? Est-ce aussi en partie à l'augmentation des sels dont le chiffre est doublé ? Certainement ces deux dernières circonstances ont dû agir pour produire un fait aussi remarquable, et qui ne s'est représenté dans aucun cas particulier hors cette maladie, dans toutes les autres parties de notre travail.

Ici encore pour les quantités d'eau, la moyenne dans la syphilis est entièrement opposée à ce qui a lieu dans les autres maladies. Tandis qu'ailleurs cette eau diminue, ici elle augmente d'une manière considérable. Par contre, les parties solides diminuent dans la même proportion. C'est sur le beurre et la caséine que la perte est portée. Le sucre augmente très légèrement, et les sels acquièrent, comme nous l'avons déjà dit, le double de leur poids ordinaire. C'est pour cette affection seulement que l'expression de *lait appauvri* trouverait sa juste application. — En effet, à la quantité énorme d'eau qu'il contient se joint la diminution très appréciable de deux éléments qui agissent à la fois sur la respiration et la nutrition. — Ainsi que nous le disions plus haut, une semblable nourriture inocule-t-elle le mal plus facilement à cause des aliments si peu réparateurs qu'elle apporte aux organes de l'enfant ? Et cependant nous avons vu deux nourrissons élevés presque exclusivement avec un semblable lait, être dans un état de santé très prospère. Mais on ne saurait dire si plus tard le mal inoculé ne se révélera pas. Et d'ailleurs, là comme dans tous les cas analogues, la contagion héréditaire n'est probablement pas nécesssairement obliga-

toire, et les enfants que nous avons observés pouvaient être
dans l'exception.

Il y aurait donc lieu de modifier pour la syphilis le sens
des altérations que le lait subit sous son influence relativement à l'action des maladies chroniques et à l'état physiologique. Le tableau ou le résumé suivant fera mieux comprendre
cette modification.

De nos analyses, on doit conclure qu'il y a *sous l'influence :*

	1° De la syphilis.	2° Des affections chroniques.
Densité. . . .	augmentation considérable	diminution légère.
Eau	augmentation considérable	diminution.
Parties solides	diminution considérable. .	augmentation.
Sucre.	augmentation légère . . .	état normal.
Caséum. . . .	diminution. . , ...	diminution.
Beurre	diminution très notable. .	augmentation.
Sels	augmentation notable. . .	augmentation légère.

Les analyses isolées du lait des nourrices, soumises ou non
à un traitement mercuriel, ne nous ont pas donné, en les
comparant, des résultats assez significatifs pour les rapporter
ici. Nous préférons ne présenter que quatre analyses comparatives recueillies chez la même femme dans des conditions
différentes.

	1° Avant le traitement.	2° Pendant le traitement.	3° Après le traitement et guérison.	4° Guérie, mais après 5 bains au sublimé.
Densité.	1034.09	1030.34	1037.52	1037.52
Eau.	897.75	880.78	907.35	904.59
Parties solides. .	102.25	119.22	93.65	98.41
Sucre.	54.73	50.57	43.91	38.74
Caséum.	26.53	36.65	36.69	37.59
Beurre	18.79	29.80	10.85	19.88
Sels.	2.20	2.20	2.20	2.20

La densité s'est abaissée pendant le traitement (1) pour

(1) Le traitement consistait en : 1 et 2 pilules par jour de 0,05 gr. de
proto-iodure de mercure. Le sirop sudorifique. Les bains de sublimé.

s'élever beaucoup après. Le poids de l'eau, déjà plus considérable qu'il n'aurait dû être, et cela sous l'influence seule de la maladie, descend tout à coup au-dessous même du poids normal pendant le traitement, et après la guérison de l'ulcère palatin, revient à des conditions plus mauvaises qu'au début. Le poids des parties solides se comporte dans le sens inverse. Le *sucre*, exagéré *avant*, persiste à peu près dans cet excès *pendant* le traitement, et ne revient aux proportions ordinaires qu'avec la guérison. Le *caséum*, fortement atteint au début, demeure pendant et après le traitement au-dessous encore des conditions normales. Le *beurre*, diminué avant tout traitement, se relève avec excès, même sous l'influence des préparations mercurielles, et après la guérison, tombe à un des chiffres les plus inférieurs que nous ayons observé. Les *sels* n'ont varié que dans la proportion de quelques millièmes.

Nous nous abstenons de tirer aucune conséquence de ce fait isolé. Nous ne ferons qu'une réflexion relative au beurre. Sous l'influence du traitement mercuriel, il n'est pas rare de voir des malades acquérir un *embonpoint* notable : à ce point que dans le monde même, on dit d'une manière générale que le *mercure* engraisse. Dans quelques analyses comparées des cas où les malades étaient en traitement par le proto-iodure de mercure, nous avons pour le *beurre* une moyenne qui donnait 41,89 au lieu de 26,66 (état normal). Dans le cas particulier que nous avons suivi avec beaucoup de soin, le chiffre du beurre arrive à 29,80 quand, avant le traitement, il n'était que de 18,79. Il est vrai de dire qu'après le traitement, il est tombé à 10,85. Mais il s'agirait de savoir si l'on a tenu compte de toutes les circonstances qui ont pu agir peut-être sur la malade. Elle n'était pas heureuse, et avait peut-être souffert dans son alimentation.

Nous terminerons en donnant le tableau résumé de l'altération du lait dans tous les cas d'affections chroniques.

Résumé de l'influence de chaque MALADIE CHRONIQUE *en particulier.*

	Ophthalmie chronique.	Pleurésie chronique.	Entérite chronique.	Diète absolue pendant sept jours.	Bronchite chronique.	Métro-vaginite chronique.	Hémoptysie tuberculeuse pulmonaire	Tubercule pulmonaire sans diarrhée ni amaigrissement.	Tubercule pulmonaire avec diarrhée et amaigrissement.	Abcès du sein.	Syphilis.
Densité	1034.30	1032.74	1032.28	1027.07	1032.40	1030.81	1031.44	1031.84	1034.38	1034.22	1034.05
Eau.	882.13	892.84	864.34	885.47	887.77	878.35	892.53	876.59	903.16	887.08	902.38
Parties solides	117.86	107.16	138.86	114.83	112.23	121.65	107.47	123.41	96.84	112.92	97.62
Sucre	46.29	45.26	50.25	30.38	47.05	42.25	42.93	42.14	43.45	41.72	44.21
Caséum	37.05	36.46	39.19	46.43	39.89	25.21	38.46	37.46	39.14	35.89	35.26
Beurre.	32.82	24.25	48.53	37.28	23.83	51.98	24.39	41.82	12.76	34.23	15.87
Sels	1.70	1.19	0.89	1.04	1.46	2.21	1.69	1.99	1.49	1.08	2.28

On peut établir les conséquences suivantes sur la marche *de la densité,* du *poids de l'eau,* etc., etc., en ne tenant compte que des extrêmes.

ONT ÉTÉ AU	Densité dans la	Poids de l'eau dans	Poids des parties solides dans	Poids du sucre dans	Poids du caséum dans	Poids du beurre dans	Poids des sels dans
MAXIMUM.	Syphilis.	Tubercules avec diarrhée.	Entérite.	Entérite.	Diète.	Métro-vaginite.	Syphilis.
MINIMUM.	Diète absolue.	Entérite.	Tubercules sans diarrhée.	Diète.	Métro-vaginite.	Tubercules avec diarrhée.	Entérite.

NOURRICES MALADES.

Conséqvences générales.

Dans les maladies aiguës fébriles, le lait donne la composition suivante sur 1,000 grammes :

Densité.	1031.20
Eau	884.91
Parties solides	115.09
Sucre.	33.10
Caséum et matières extractives	50.40
Beurre.	29.86
Sels par incinération	1.73

Ainsi donc, le poids des parties solides est surtout augmenté. Le beurre, le caséum et les sels s'accroissent. Le sucre diminue dans le même proportion.

Entérite — Colite — Pleurésie — Métro-vaginite — Métro-péritonite — offrent une uniformité remarquable de ces résultats.

Il n'en est pas tout à fait de même dans les émotions morales, vives, et dans la fièvre typhoïde où *tous* les éléments solides du lait diminuent, excepté la caséine, qui garde à peu près son niveau. — Le sucre continue à s'abaisser ; mais le beurre, qui augmente ailleurs, touche ici à un minimum très inférieur.

Dans les maladies chroniques, avec un peu ou pas de fièvre :

La composition du lait est celle-ci, sur 1,000 grammes :

Densité.	1031.47
Eau	885.50
Parties solides	114.50
Sucre.	43.37
Caséum et matières extractives.	37.06
Beurre.	32.57
Sels par incinération	1.50

Comme dans les affections aiguës les quantités d'eau diminuent encore, et les parties solides augmentent ; la différence capitale est dans la diminution de la caséine, qui, dans l'autre cas, était considérablement augmentée.

Ophthalmie — Pleurésie — Diarrhée — Diète — Bronchite — Métro-vaginite — Tubercules pulmonaires, en général — Abcès du sein — donnent lieu tous, à peu près, à des résultats analogues.

Une distinction doit être faite :

1° Pour le cas de tubercules pulmonaires avec diarrhée et amaigrissement. Là, le poids des parties solides est considérablement diminué, et c'est le beurre sur qui porte toute la perte.

2° Pour la syphilis, où la densité s'élève extraordinairement, où le beurre diminue, et où les sels augmentent. Les conséquences sont tout à fait spéciales aux cas de syphilis.

Le traitement antisyphilitique par les mercuriaux semble faire augmenter les quantités de beurre dans le lait.

Après avoir ainsi déterminé la composition physiologique du lait pour chaque condition particulière, et dans les maladies aiguës et chroniques, les modifications que l'analyse nous a successivement révélées, il faut jeter un regard rétrospectif sur tous nos tableaux, et rechercher comment chaque condition ou chaque élément du lait s'est comporté, soit seul, soit relativement aux autres. C'est de cette étude qu'il doit ressortir quelques lois générales sur la manière d'être de chaque élément constitutionnel.

De la densité.

Très peu d'auteurs en s'occupant du lait de la femme ont noté sa densité. En consultant le tableau n° 2, on voit que M. Lhéritier la fixe de 1,018 à 1,026 ; Quévenne, à 1032,30 ; Simon, à 1032,00 (*moyenne de 5 expériences*) ; Brisson, d'après Dumas, 1020,3 (page 628, *Chimie médicale*) ; Clemm et Sherer, de 1,018 à 1,045. Donné (page 377) indique 1,032, et il ajoute que la densité ne varie d'un lait à l'autre que dans une limite assez restreinte (page 394). Lehmann, 1030 à 1034. Enfin nos analyses la portent à 1032,67.

L'étude que nous avons faite de l'état pathologique du lait introduit de nouvelles données dans le problème : il faut, pour en connaître la marche, distinguer les deux conditions principales de santé et de maladie, et, dans ce dernier cas, faire une section à part pour les affections aiguës et pour les affections chroniques. Le tableau suivant résume tout ce qu'il y a d'important à savoir et à retenir sur ce sujet.

	DENSITÉ.		
	Moyenne.	Maximum.	Minimum.
1° État physiologique.	1032.67	1046.48	1025.64
2° — pathologique { affections aiguës	1031.20	1035.28	1025.57
{ — chroniques	1031.47	1037.52	1027.07

Ainsi l'échelle des variations est beaucoup plus grande à l'état normal que dans l'état morbide. La maladie tendrait donc à retenir la densité dans des limites plus restreintes et plus constantes que la santé. — Ce fait ne manque point d'importance quand on songe aux moyens à l'aide desquels on a cherché à reconnaître la bonté ou la pureté du lait. — Ceci prouve une fois de plus que les procédés qui ont pour base la densité seule, peuvent facilement induire en erreur. — Ce qu'il faut aussi retenir d'une manière générale, c'est que la densité s'abaisse dans la maladie.

On a vu dans l'étude de chaque condition physiologique particulière, et de chaque maladie étudiée à part, les modifications qu'y subissait la densité. Nous avons alors fait observer avec soin ce qu'il y avait de plus remarquable: nous n'y reviendrons point. Nous donnerons seulement ici un tableau qui regarde particulièrement l'histoire générale de la densité du lait. C'est l'influence qu'à l'état normal exercent sur elle l'élévation ou l'abaissement des éléments constitutifs qui le composent.

Ainsi la moyenne de la densité normale étant 1032,67, on a pour :

ÉLÉMENTS constitutifs du lait.	MOYENNE DE LA DENSITÉ.			
	Avec élévation au-dessus de la moyenne.	Nombre de cas.	Avec abaissement au-dessus de la moyenne.	Nombre de cas.
Sucre.	1032.29	43	1032.71	46
Caséum.	1033.13	45	1032.02	44
Beurre	1031.56	37	1033.68	52
Sels.	1032.42	32	1032.79	57
Eau.	1031.83	48	1032.43	41
Parties solides. .	1032.94	38	1031.95	51

D'où il suit que toutes les fois que le sucre ou les sels augmentent ou diminuent, la densité ne varie pas.

Quand le beurre et l'eau augmentent, la densité s'abaisse ; et quand ces deux éléments diminuent, elle s'élève sensiblement.

L'augmentation de la caséine élève un peu aussi la densité. Sa diminution la fait très peu fléchir.

Enfin quand la totalité des parties solides augmente comparativement au cas contraire, la densité est plus élevée. Il faut aussi se rappeler que la densité n'est pas toujours en raison directe de la quantité des matériaux solides : et ceci se conçoit quand on songe qu'il y a un corps particulier, les globules de beurre, interposé entre les molécules de sérum, et qui augmente ainsi le volume de ce liquide.

La densité a toujours été prise avec une grande exactitude par le flacon à densité.

Du poids de l'eau et de celui des parties solides.

L'histoire générale de ces deux parties constituantes du lait ne peut pas s'isoler. Il y a toujours entre elles un rapport proportionnel exact en plus ou en moins.

Voici le tableau général qu'on peut en offrir :

Poids de l'eau.

	MOYENNE.	MAXIMUM.	MINIMUM.
1° État physiologique.	889.03	999.98	832.30
2° — pathologique { affections aiguës	884.91	911.35	869.62
— chroniques	885,50	923.58	832.96

Poids des parties solides.

	MOYENNE.	MAXIMUM.	MINIMUM.
1° État physiologique.	110.92	147.70	83.33
2° — pathologique { affections aiguës	115.09	130.78	75.66
— chroniques	114.50	167.04	89.51

Les variations sont encore moins considérables dans l'état de maladie que dans celui de santé.

La maladie tend, en général, à diminuer l'eau, à augmenter le poids des parties solides. Les affections aiguës déterminent ce fait d'une manière un peu plus marquée que ne le font les affections chroniques.

Voici maintenant le tableau qui représente l'influence de l'élévation et de l'abaissement du chiffre des éléments constitutifs du lait sur le chiffre de l'eau (et par suite sur celui du poids des parties solides).

A l'état physiologique, la moyenne du poids de l'eau étant 889,08, la moyenne du poids de l'eau devient :

Éléments constitutifs du lait.	Avec élévation au-dessus de la moyenne normale.	Nombre de cas.	Avec abaissement au-dessous de la moyenne normale.	Nombre de cas.
Sucre.	888.24	43	894.03	46
Caséum.	886.66	45	893.27	44
Beurre	878.44	39	896.72	50
Sels	883.50	32	894.38	57

D'où il suit que toutes les fois que les quatre principaux éléments du lait ont été en excès, l'eau a diminué, et *vice versâ*.

Ce mode de décroissance de l'eau dans les cas d'augmentation de quantité des parties solides s'est prononcé dans l'ordre suivant :

1° sur le beurre; 2° sur les sels ; 3° sur le caséum; 4° sur le sucre.

Les excès de beurre tendent donc à diminuer l'eau, puis les excès du sel, puis ceux du caséum et du sucre. Et réciproquement, l'augmentation de l'eau décèle la perte : 1° du beurre, 2° du sucre, 3° des sels, 4° de la caséine.

Du sucre.

Le sucre est l'élément capital du lait de la femme. Il est, par son chiffre élevé, placé en tête des parties solides qui donnent au lait son importance. Cependant, et c'est ici le lieu de le dire, il faut, dans le lait de la femme, comme dans tous les aliments complexes, distinguer les substances destinées à la nutrition proprement dite des tissus, et ceux qui doivent, au contraire, contribuer à l'entretien de la respiration. De là cette grande division des aliments en respirateurs et nutritifs. Le sucre est un élément du premier ordre; la respiration, en effet, est la fonction la plus active du fœtus et du nouveauné : le beurre, en partie au moins, se joint encore au sucre pour l'accomplissement de cette fonction.

Les auteurs qui se sont occupés de quelques analyses du

lait de femme ont tous reconnu la grande quantité de sucre qu'il renferme. Deyeux dit qu'il est chez la femme en quantité plus considérable que partout ailleurs; Thenard (t. IV, p. 621, édit. 1827) avance que le lait de femme contient plus de sucre que celui de la vache; Lassaigne est aussi de cette opinion ; M. Boussingault pense le contraire. Dans l'histoire *comparée* des éléments constitutifs du lait, nous dirons ce que nos expériences nous ont appris à ce sujet.

On a dit aussi que le sucre pouvait augmenter ou diminuer selon les climats, l'alimentation, la santé, la maladie, les influences morales. (Delens , *Grand dictionnaire des sciences médicales*, t. XXVII, p. 117.)

M. Jolly de Toulouse (*Thèse inaugurale*) établit que le *sucre*, dans son développement, suit une marche opposée au caséum , qu'il y en a d'abord beaucoup, puis peu.

Enfin, M. Bouchut (1re édit., p. 22) a écrit que le *sucre* n'était qu'un élément de luxe dans le lait, et que les quantités de *sucre* et de *caséum* étaient proportionnelles à celle du beurre.

Nous avons déjà étudié la marche du sucre et les modifications diverses que beaucoup de conditions exerçaient sur lui. Le tableau suivant en donnera le résumé (1) :

| | SUCRE. | | |
	Moyenne.	Maximum.	Minimum.
1° État physiologique.	43.64	59.55	25.22
2° — pathologique { maladies aiguës.	33.10	48.71	19.50
— chroniques.	43.37	57.98	30.38

A l'état physiologique, les variations sont assez étendues; mais cet élément marche toujours en tête des autres.

(1) Rappelons ici que les résultats de l'analyse polarimétrique nous ont donné , pour les chiffres qui représentent cet élément, une exactitude vraiment mathématique.

Ce qu'il y a de démontré, c'est que son développement, après la naissance du fœtus ou selon l'âge du lait, ne suit pas une marche constante, qui, d'abord le donnant en excès, irait en diminuant peu à peu ses doses, tandis que le *caséum* suivrait une direction opposée.

L'analyse exacte des faits ne nous a rien démontré de semblable ; c'est ce qu'il est encore plus facile de voir en jetant les yeux sur le tableau suivant :

	MOYENNE.	
	Sucre.	Caséum.
Du 1er au 5e jour	40.06	45.35
Du 5e au 15e jour	41.69	45.41
De 1 mois à 2 mois	40.40	45.38
2 — à 3 —	43.47	37.92
3 — à 4 —	44.37	36.96
4 — à 5 —	44.66	38.28
5 — à 6 —	42.00	38.63
6 — à 7 —	44.18	38.86
7 — à 8 —	41.52	45.02
8 — à 9 —	45.31	38.79
9 — à 10 —	45.84	38.57
10 — à 11 —	47.62	31.06
11 — à 12 —	43.91	41.06
12 — à 18 —	43.92	36.98

La proposition contraire se rapprocherait de la vérité.

Dans l'état pathologique, nous avons déterminé les modifications que le sucre pouvait subir. La plus remarquable est la diminution excessive dans le cas des affections aiguës.

Du caséum (1).

La caséine, à cause de son importance au point de vue

(1) Il ne faut pas oublier que dans toutes nos analyses, nous avons laissé unies ensemble la caséine et les matières extractives. — Nous avons dit *pourquoi* à l'article où est décrit le procédé opératoire.

nu tritif, a été l'objet de beaucoup de recherches. Sans nous occuper ici du point de vue chimique , et sans décider si la caséine existe sous deux formes soluble et insoluble, si la caséine de la femme est identique ou non avec celle des autres mammifères, nous dirons que son développement et sa marche ne nous ont pas paru, d'après nos recherches, suivre une règle aussi bien déterminée que celle qui lui a été attribuée par certains auteurs récents.

Deyeux le premier a signalé ce fait, que le caséum augmentait à mesure qu'on s'éloignait de l'accouchement. M. Jolly, dans sa thèse déjà citée, d'après Deyeux et F. Simon, a répété la même assertion.

M. Bouchut avance que le lait de femme est un des plus pauvres en caséine.

Enfin M. Donné pense que le caséum et le sucre réunis sont en proportion des globules ou du beurre.

Chimiquement parlant, Fr. Simon indique 3,5 pour 100 de caséum ; Clemm, 3,37 pour 100 ; Haidlen, 3,1 pour 100 dans le bon lait ; 2,7 pour 100 dans le moins bon.

Nos analyses nous ont donné les résultats généraux que voici :

	CASÉINE.		
	Moyenne.	Maximum.	Minimum.
1° État physiologique	39.24	70.92	19.32
2° — pathologique { affections aiguës.	50.40	66.26	34.62
— chroniques	37.06	47.49	12.70

A l'état physiologique, les variations sont considérables. Le tableau que nous avons donné en parlant du sucre montre que le caséum ne va pas toujours en progressant avec l'âge du lait. Dans nos analyses suivies chez la même femme un grand nombre de fois, nous avons retrouvé des chiffres analogues aux moyennes que nous donnons pour chaque mois en général. Il faut donc croire et admettre que le développement de l'enfant (au moins par exception, si chez les animaux les choses se passent autrement) ne s'opère pas toujours d'une manière qui est en rapport avec les éléments nutritifs que lui offre le lait.

A l'état pathologique, l'augmentation de la caséine constitue un fait presque constant dans les maladies aiguës. Dans les maladies chroniques, au contraire, son chiffre tend à se tenir au-dessous de la moyenne.

Du beurre.

Le beurre est chez la femme l'élément sur lequel il existe le plus de recherches ; la facilité de l'observer par le microscope, de l'extraire par l'éther, etc., etc., a donné lieu à beaucoup de travaux, dont nous avons déjà rappelé les principaux.

Donné accorde 9 pour 100 au beurre dans le lait de la femme, et dit que les matières grasses sont chez lui en plus grande proportion que dans tous les autres laits. (Pages 372 et 376, *Cours de microscopie.*)

Simon prétend que la quantité du beurre reste la même pendant tout l'allaitement. Sa quantité est très variable selon lui, de 2,53 à 3,88 pour 100.

Clemm et Sherer, de 4,297 à 3,88 pour 100.

Chevalier et Henry, de 3,03 à 3,88 pour 100.

M. Regnault (*Éléments de chimie*, t. IV, p. 882) dit que c'est surtout dans la matière grasse qu'on rencontre le plus de variations.

Enfin Lehmann, d'après Simon, professe aussi que le beurre reste au même chiffre à peu près pendant l'allaitement à l'état normal ; mais que, dans les maladies, sa quantité diminue, ainsi que l'ont établi les recherches de Donné, Herberger et Fr. Simon.

Voici nos résultats :

	BEURRE.		
	Moyenne.	Maximum.	Minimum.
1° État physiologique.	26.66	56.42	6.66
2° — pathologique { affections aiguës.	29.86	56.37	5.14
— chroniques	32.57	73.05	6.90

C'est en effet sur cet élément que les variations les plus grandes ont lieu, tant dans l'état de santé que dans l'état de maladie; si l'on recherche cependant la loi de son développe ment avec l'âge du lait, voici ce que l'on obtient :

MOYENNE.

De 1 à 5 jours 35.78
5 à 15 jours 44.34
1 mois à 2 mois. . . 34.05
2 — à 3 — . . . 31.22
3 — à 4 — . . . 27.79
4 — à 5 — . . . 27.31
5 — à 6 — . . . 16.57
6 — à 7 — . . . 24.35
7 — à 8 — . . . 22.79
8 — à 9 — . . . 23.06
9 — à 10 — . . . 25.03
10 — à 11 — . . . 19.47
11 — à 12 — . . 24.61
12 — à 18 — . . . 26.44

Il est évident que la présence du colostrum est la seule cause de l'élévation du chiffre du beurre dans les périodes qui vont jusqu'à la fin du premier mois inclusivement. En dehors de ce moment, il semble que le beurre ait de la tendance à diminuer, à mesure que l'âge du lait augmente. Ce résultat n'est pas très manifeste ; mais il est suffisamment accusé, pour qu'appuyé sur tant d'analyses et de chiffres exacts, il obtienne une valeur scientifique suffisante. On remarquera aussi que si, dans les extrêmes, nous avons trouvé quelques chiffres très distancés l'un de l'autre, les moyennes sont cependant dans toutes les périodes bien plus fixes qu'on n'était disposé à l'admettre, d'après les travaux existants jusqu'ici dans la science.

Existe-t-il, ainsi qu'on l'a prétendu, une solidarité constante et réelle entre les quantités réunies de sucre et de caséine et celle de beurre seulement, un rapport qui donne une somme à peu près égale à ces deux séries?

	MOYENNES	
	du poids du beurre.	du poids du sucre et du caséum réunis.
De 1 jour à 5 jours	35.78	85.44
5 jours à 15 jours ., . . ., . ., .	44.34	87.10
1 mois à 2 mois ., . , ...	35.05	85.78
2 — à 3 —	31.22	81.39
3 — à 4 — . . ., ...	27.79	81.33
4 — à 5 —	27.31	82.94
5 — à 6 —	16.57	80.63
6 — à 7 —	24.35	83.04
7 — à 8, —	22.79	86.54
8 — à 9 —	23.06	84.10
9 — à 10 —	25.03	84.41
10 — à 11 —	19.47	78.68
11 — à 12 —	24.61	84.97
12 — à 18 —	26.44	80.90

Évidemment cette appréciation n'avait pas de base solide. Les moyennes générales que nous avons données au début montraient les proportions naturelles des principes élémentaires du lait, et éloignaient déjà l'admission de ces idées. Cette opinion, du reste, émise par un micrographe distingué, venait singulièrement à son aide, car s'il en eût toujours été ainsi, la somme du beurre qu'il obtenait assez exactement, ou d'une manière presque à peu près suffisante pour un examen superficiel des échantillons de lait, lui donnait immédiatement la somme des quantités probables de sucre et de caséum.

On a vu dans quelles erreurs de semblables recherchés isolées de toute analyse quantitative pouvaient entraîner.

C'est surtout dans l'influence des maladies et de quelques affections principalement que le beurre est susceptible de varier. Il augmente toujours ; ce fait est constant pour les maladies aiguës et chroniques habituelles. Il en est une cependant, la syphilis, pour laquelle nous avons été obligés de faire une exception ; nous ne reviendrons pas ici sur ce chapitre.

A l'article *Poids de l'eau* et *Poids des parties solides* , nous avons signalé l'influence des quantités faibles ou considérables du beurre sur la constitution du lait, et avant sur sa densité.

Des sels (1).

Les sels contenus dans le lait de la femme ont été l'objet de peu de travaux.

(1) Nous avons donné le poids des sels dans leur ensemble, ceci se comprend ; car les quantités de lait, et en particulier de la femme, sur lesquelles nous opérions, étaient trop peu considérables pour fournir un résidu salin suffisant à une analyse quantitative. — Les proportions relatives dés différents sels qui composent le résidu salin obtenu par incinération varient très peu, et voici leur composition moyenne déduite de l'analyse d'un certain nombre de résidus salins mélangés.

Composition des sels du lait sur 1000 parties.

MOYENNE DE TROIS ANALYSES DES SELS DU LAIT.

Partie insoluble dans l'eau et soluble dans les acides. 0.775	Carbonate de chaux. 0.069
	Phosphate de chaux. 0.706
	Et petite proportion d'autres sels probablement.
Partie soluble dans l'eau. . . 0.225	Chlorure de sodium 0.098
	Sulfate de soude 0.074
	Autres sels. 0.053

TOTAL. . . . 1.000

Les petites quantités de sels n'ont pas permis d'en avoir une analyse plus précise.

Suivant Schwarz (*Journ. de Schwarz*, VIII, 270), 100 parties de lait de femme donnent une cendre qui contient : soude provenant de la décomposition du lactate de soude, 0,03 ; hydrochlorate de potasse, 0,07 ; phosphate de soude, 0,04 ; phosphate de chaux, 0,25 ; phosphate de magnésie, 0,05 ; phosphate de fer, 0,001.

	SELS.		
	Moyenne.	Maximum.	Minimum.
1° État physiologique.	1.38	3.38	0.55
2° — pathologique { affections aiguës	1.73	6.95	0.67
— chroniques	1.50	3.38	0.64

Cet élément, le moins important du lait, n'offre pas à l'état de santé de grandes variations ; son développement donne la marche suivante :

Sels. — Moyenne.

De 1 à 5 jours.	4.64
5 à 15 jours	2.17
1 mois à 2 mois . . .	1.57
2 — à 3 — . .	1.33
3 — à 4 — . . .	1.11
4 — à 5 — . . .	1.50
5 — à 6 — . . .	1.29
6 — à 7 — . . .	1.26
7 — à 8 — . . .	1.18
8 — à 9 — . . .	1.19
9 — à 10 — . . .	1.28
10 — à 11 — . . .	1.22
11 — à 12 — . . .	1.38
12 — à 18 — . . .	1.32

Il y a dans la marche de cet élément une régularité très remarquable. Pendant tout l'allaitement du premier au dix-huitième mois, le chiffre des unités ne varie pas ; les différences ne sont que de quelques centièmes : c'est donc un élément dont l'importance est minime, et qui ne croît pas avec les besoins de l'enfant. Il n'y a que des circonstances particulières qui peuvent en faire élever ou abaisser le chiffre ; c'est ce que nous avons vu dans l'étude spéciale de toutes les conditions que nous avons étudiées.

A l'état pathologique, les sels tendent à s'élever ; ceci tient à la diminution de la quantité d'eau , et nous l'avons déjà plusieurs fois noté. Rappelons seulement ici, et comme fait exceptionnel, l'augmentation extraordinaire que les sels subissent sous l'influence de la syphilis, traitée ou non par les sels mercuriels.

Quant à la *matière extractive*, nous pouvons nous borner à ce qu'en dit Lehmann : « On ne sait encore rien sur sa nature. »

Les recherches auxquelles nous nous sommes livrés ont dû nous faire revenir sur une des questions les plus importantes de la pratique : celle de la proportionnalité des éléments du lait, et de la facilité ou de la possibilité avec laquelle on pouvait juger de la quantité d'un élément par celle déjà connue d'un autre élément. Cette question touche à celle de la richesse du lait et aux moyens physiques ou chimiques de s'en assurer.

Voici d'abord le tableau qui indique l'influence des chiffres élevés ou faibles des parties constituantes du lait sur la fixation de nos moyennes :

Tableau du nombre des cas observés.

	1° AU-DESSUS	2° AU-DESSOUS
	DE LA MOYENNE PHYSIOLOGIQUE.	
Eau.	48 fois.	41 fois.
Sucre.	43 id.	46 id.
Caséum	44 id.	45 id.
Beurre.	37 id.	52 id.
Sels.	32 id.	57 id.

L'ordre de variabilité des éléments constitutifs du lait est donc fixé, comme il est indiqué plus haut, par rapport à ses limites extrêmes.

Quand le chiffre des éléments du lait s'élèvera, ce sera sur l'eau, le sucre et le caséum principalement que l'augmentation portera.

Quand il s'abaissera, l'effet aura lieu sur les sels et le beurre particulièrement.

Proportionnalité des éléments constitutifs du lait.
Sur 89 cas.

L'augmentation simultanée des 4 éléments a eu lieu 4 fois.

L'augmentation de 3 éléments 18 fois, ainsi réparties :

Caséum, Beurre, Sels	}	7 fois.
Sucre, Beurre, Sels	}	5 fois.
Sucre, Caséum, Beurre	}	3 fois.
Sucre, Caséum, Beurre	}	3 fois.

L'augmentation de 1 élément, 37 fois ; ainsi :

Sucre, Caséum	}	9 fois.
Sucre, Beurre	}	5 fois.
Caséum, Beurre	}	3 fois.
Sucre, Sels	}	2 fois.
Caséum, Sels	}	2 fois.
Beurre, Sels	}	2 fois.

L'augmentation de 1 élément, 37 fois, ainsi :

Sucre	. . . .	13 fois.
Caséum	. . . .	11 id.
Beurre	. . . .	8 id.
Sels	. . . .	5 id.

La diminution sur 4 éléments 5 fois.

La diminution sur 3	correspond à l'augmentation sur		1
— sur 2	—	—	2
— sur 1	—	—	3

D'où il suit que, chez la femme à l'état physiologique.

1° L'ordre des éléments qui ont augmenté isolément, et le nombre de fois où ce fait a eu lieu, est le suivant :

Sucre	. . . .	13 fois.
Caséum	. . . .	11 id.
Beurre	. . . .	8 id.
Sels	. . . .	5 id.

C'est l'ordre naturel de l'importance des éléments du lait.

2° En second lieu , pour établir les rapports des éléments entre eux, que :

Le sucre a augmenté simultanément avec le caséum 19 fois sur 89
—   —   —   le beurre. 17   id.
—   —   —   les sels. . 13   id.
Le caséum —   —   avec le beurre. 19   id.
—   —   —   les sels. . 16   id.
Le beurre —   —   avec les sels. . 18   id.

Les éléments du lait ne sont donc pas dans leur existence, dans leur mode d'être, solidaires entre eux. Il n'existe pas de proportionnalité régulière et constante dans leur développement en *plus* ou en *moins*. Et jusqu'ici, ni par l'étude de la densité, ni par celle du beurre, on ne peut donner une idée juste de la richesse du lait en général. On dira (et cela imparfaitement encore) si le lait contient peu ou beaucoup d'eau ou de beurre, voilà tout.

Il faut de toute nécessité, pour être convenablement renseigné sur la nature du lait de la femme, recourir à une *analyse complète*. Cette analyse peut , par nos procédés , se faire du jour au lendemain, et même en quelques heures ; et il n'y a jamais de circonstances où l'on ne puisse attendre ce temps pour obtenir des notions convenables. Tout ce qui a été écrit sur les moyens de juger la qualité du lait d'une femme par l'appréciation des quantités de beurre et des proportions hypothétiques du caséum et du sucre est maintenant suffisamment démontré inexact. Il y a lieu aujourd'hui de faire mieux. C'est ce qui nous conduit à poser des règles générales du choix d'une nourrice.

Du choix d'une nourrice.

Ce qui doit surtout diriger dans le choix d'une nourrice, c'est la réunion des caractères chimiques du lait qui le rapprocheront le plus possible de la moyenne normale dont nous avons donné les chiffres. Beaucoup d'auteurs ont pensé qu'il

fallait approprier l'âge du lait à l'âge de l'enfant. Quelques
uns ont été jusqu'à dire qu'il fallait encore l'approprier, toutes
les fois que ce n'était pas la mère qui nourrissait, à la constitution de la mère elle-même. On a dit encore qu'il fallait le
lait d'une fille pour une fille, et réciproquement.

L'étude que nous avons faite des diverses conditions et influences que peut subir le lait nous a déjà renseignés sur l'opinion qu'il faut avoir à ce sujet.

Voici, d'après nos recherches, ce qui doit guider dans le
choix d'une nourrice. (Voyez le tableau ci-contre.)

A l'aide de ce tableau, le médecin sera évidemment moins
embarrassé dans son choix. Tous nos tableaux de détails donneront au surplus pour l'âge de la nourrice et l'âge du lait,
ainsi que pour beaucoup d'autres conditions, la composition
chimique moyenne du lait à laquelle il pourra toujours rattacher quelquefois très approximativement l'échantillon qu'il
aura à étudier. D'ailleurs il n'aura pas, dans tous les cas, à
administrer le meilleur lait possible ; selon la santé de l'enfant, selon qu'il souffrira par les voies respiratoires ou par la
nutrition générale, il pourra lui choisir un lait approprié à
ses besoins.

Tout ce que nous avons tenu à démontrer, c'est que les notions, aujourd'hui acceptées sur la richesse et la bonté du
lait, n'étaient pas justifiées et pouvaient même conduire à
l'erreur. En plaçant sous les yeux du médecin la composition
du lait des nourrices, selon les principales conditions qu'il
étudie habituellement, nous avons eu pour but de faciliter
son travail, et de le conduire plus vite et plus sûrement
qu'avant nous au meilleur choix possible.

Tableau général des INDICATIONS FOURNIES *par l'étude des moyennes de la composition générale et particulière du lait, appliquées au choix d'une nourrice.*

Les conditions recommandées par nos moyennes sont les suivantes :

INDICATIONS.	AGE de la nourrice.	AGE du lait.	CONSTITUTION.	PARITÉ.	SEINS.	CHEVEUX.	MENSTRUA-TION.	ALIMENTA-TION.	QUANTITÉ du lait.	ETAT du nourrisson.
1° Par la densité. .	De 13 à 40 ans.	5 à 4 mois.	Forte.	Pluripare.	Peu développ.	Bruns.	Suspension.	Bonne.	Beaucoup.	Bon.
2° Par le poids de l'eau.	20 à 23	4 à 5	Id.	Id.	Id.	Id.	Id.	Médiocre.	Peu.	Id.
3° Par le poids des parties solides . .	20 à 23	4 à 5	Id.	Id.	Id.	Id.	Id.	Bonne.	Id.	Id.
4° Par le sucre. . .	20 à 33	3 à 10	Id.	Id.	Id.	Id.	Coexistence ou suspens.	Id.	Id.	Id.
5° Par le caséum. .	20 à 25	4 à 6, à 10	Faible.	L'une ou l'autre.	Développés.	Id.	Suspension.	Id.	Beaucoup.	Id.
6° Par le beurre. .	20 à 23	4 à 5	Forte.	Pluripare.	Peu développ.	Id.	Id.	Id.	Id.	Id.
7° Par les sels . . .	20 à 23	2 à 5, 11 à 12	Id.	L'une ou l'autre.	Développés.	Id.	Id.	Id.	Peu.	Id.

FEMMES-NOURRICES SAINES.

INFLUENCE DE L'AGE DE LA NOURRICE.

N° 4. — *De 15 à 20 ans, 4 cas.*

	MOYENNE.	MAXIMUM.	MINIMUM.
Densité	1032.24	1033.23	1031.26
Poids de l'eau.	869.85	871.16	862.19
— des parties solides	130.15	137.81	128.84
— du sucre.	35.23	41.47	25.22
— du caséum et matières extractives	55.74	70.92	50 02
— du beurre	37.38	47.78	31.71
— des sels par incinération . . .	1.80	2.56	1.37

N° 5. — *De 20 à 25 ans, 35 cas.*

	MOYENNE.	MAXIMUM.	MINIMUM.
Densité	1033.08	1046.48	1025.61
Poids de l'eau	886.91	902.50	862.01
— des parties solides.	113.09	137.99	97.50
— du sucre.	44.72	59.55	27.30
— du caséum et matières extractives	38.73	54.84	19.32
— du beurre	28.21	56.42	10.98
— des sels par incinération . . .	1.43	3.38	0.55

N° 6. — *De 25 à 30 ans, 32 cas.*

	MOYENNE.	MAXIMUM.	MINIMUM.
Densité.	1032.20	1034.71	1828.20
Poids de l'eau	892.96	999.98	861.84
— des parties solides.	107.04	138.46	83.33
— du sucre.	45.77	57.08	30.55
— du caséum et matières extractives	36 53	57.69	23.47
— du beurre	23.48	45.09	6.66
— des sels par incinération . . .	1.26	3.00	0.61

N° 7. — *De 30 à 35 ans, 14 cas.*

	MOYENNE.	MAXIMUM.	MINIMUM.
Densité	1032.42	1034.46	1030.11
Poids de l'eau	888.06	906.08	832.30
— des parties solides	111.94	147.70	93.92
— du sucre	39.53	50.18	29.90
— du caséum et matières extrac-			
tives	42.33	52.63	26.94
— du beurre	28.64	52.07	11.05
— des sels par incinération . .	1.44	1.90	1.02

N° 8. — *De 35 à 40 ans, 4 cas.*

	MOYENNE.	MAXIMUM.	MINIMUM.
Densité	1032.74	1034.69	1031.37
Poids de l'eau	894.94	895.69	880.57
— des parties solides	105.06	119.43	104.31
— du sucre	39.60	43.25	34.45
— du caséum et matières extrac-			
tives	42.07	46.94	37.92
— du beurre	22.33	28.30	16.85
— des sels par incinération. . . .	1.06	1.30	0 90

N° 12. — *Trois jours, 2 cas.*

	MOYENNE.	MAXIMUM.	MINIMUM.
Densité	1032.23	1033.20	1031.26
Poids de l'eau	874.47	877.90	871.05
— des parties solides	125.53	128.03	123.03
— du sucre	43.13	45.00	39.26
— du caséum et matières extrac-			
tives	47.10	47.97	46.24
— du beurre	33.74	41.00	26.43
— des sels par incinération . . .	1.59	1.64	1.55

N° 13. — *Quatre jours, 2 cas.*

	MOYENNE.	MAXIMUM.	MINIMUM.	OBSERVATIONS.
Densité.	1032.86	1034.46	1031.26	
Poids de l'eau	869.84	869.95	869.73	Clemm et Sherer
— des parties solides	130.16	134.30	126.03	donnent,
— du sucre.	39.75	40.69	38.82	au 4e jour,
— du caséum et ma-tières extractives	44.18	45.16	43.21	42.97 de beurre sur
— du beurre	44.44	48.42	40.47	1,000.
— des sels par inci-nération	1.79	1.90	1.68	

N° 14. — *Cinq jours, 2 cas.*

	MOYENNE.	MAXIMUM.	MINIMUM.
Densité	1032.68	1033.11	1032.25
Poids de l'eau	882.45	896.82	868.08
— des parties solides.	117.55	121.94	113.16
— du sucre.	38.31	42.83	33.80
— du caséum et matières extrac-tives	44.77	50.90	38.65
— du beurre	33.02	35.25	30.80
— des sels par incinération . . .	1.45	1.54	1.37

N° 15. — *Huit jours, 1 cas.*

Densité.	1034.35
Poids de l'eau.	872.89
— des parties solides	127.11
— du sucre.	42.02
— du caséum et matières ex-tractives	44.57
— du beurre	38.11
— des sels par incinération. . .	2.41

N° 16. — *Neuf jours, 2 cas.*

	MOYENNE.	MAXIMUM.	MINIMUM.	OBSERVATIONS.
Densité	1031.26	1031.26	1031.26	
Poids de l'eau	882.97	892.79	871.16	
— des parties solides	117.03	128.83	105.24	Clemm et Sherer
— du sucre	42.27	43.07	41.67	donnent,
— du caséum et ma- tières extractives	44.47	51.02	38.93	au 9e jour, 55.52
— du beurre	28.29	34.79	21.80	de beurre sur
— des sels par inci- nération	2.00	2.56	1.44	1.000

N° 17. — *Dix jours, 1 cas.*

Densité	1032.20
Poids de l'eau	852.30
— des parties solides.	147.70
— du sucre	48.46
— du caséum et matières ex- tractives	43.08
— du beurre	54.93
— des sels par incinération . .	1.23

N° 18. — *Onze jours, 1 cas.*

OBSERVATIONS.

Densité.	1025.61	
Poids de l'eau	871.68	
— des parties solides.	128.32	Clemm et Sherer
— du sucre.	35.54	donnent,
— du caséum et ma- tières extractives.	32.98	au 12e jour, 53.45
— du beurre	56.42	de beurre sur
— des sels par incinéra- tion.	3.38	1.000

N° 19. — *Quinze jours, 2 cas.*

	MOYENNE.	MAXIMUM.	MINIMUM.
Densité	1032.20	1032.20	1032.20
Poids de l'eau	870.11	876.10	864.22
— des pa ties solides	129.89	130.12	129.36
— du sucre	41.13	40.01	39.26
— du caséum et matières extrac-			
tives	48.66	51.88	45.44
— du beurre	38.50	42.02	34.98
— des sels par incinération . .	1.60	2.01	1.20

N° 20. — *De un jour à cinq jours, 6 cas.*

	MOYENNE	MAXIMUM.	MINIMUM.
Densité	1032.69	1034.46	1031.26
Poids de l'eau	877.20	893.84	868.77
— des parties solides.	122.80	131.23	106.16
— du sucre	40.06	45.00	33.80
— du caséum et des matières ex-			
tractives	45.35	50.90	38·65
— du beurre	35.78	48.42	23.14
— des sels par incinération . . .	1.61	1.90	1.37

N° 21. — *De cinq jours à quinze jours, 7 cas.*

	MOYENNE.	MAXIMUM.	MINIMUM.
Densité.	1030.33	1032.69	1025.61
Poids de l'eau	869.39	894.76	866.16
— des parties solides.	130.61	128.84	105.24
— du sucre.	41.69	47.46	35.54
— du caséum et des matières ex-			
tractives	45.41	54.08	38.93
— du beurre.	41.34	56.42	21.80
— des sels par incinération. . .	2.17	3.38	1.23

N° 22. — *De un jour à un mois, 13 cas.*

	MOYENNE	MAXIMUM.	MINIMUM.	OBSERVATIONS.
Densité	1031.69	1034.46	1025.61	Avant la fin du premier mois, le lait doit avoir revêtu tous ses caractères. (BOUCHUT, p. 27.)
Poids de l'eau. . . .	872.84	894.76	871.16	
— des parties solides	127.16	131.23	105.24	
— du sucre	40.40	47.46	33.80	
— du caséum et des matières extractives.	45.38	54.08	32.98	
— du beurre. . . .	39.55	67.43	21.80	
— des sels par incinération. . . .	1.83	3.38	1.20	

N° 23. — *De un à deux mois, 2 cas.*

	MOYENNE	MAXIMUM.	MINIMUM.
Densité.	1033.11	1033.23	1033.00
Poids de l'eau	872.99	883.00	862.19
— des parties solides	127.01	137.82	116.20
— du sucre.	43.13	45.83	40.44
— du caséum et matières extractives	48.26	51.03	45.50
— du beurre	34.05	47.78	20.33
— des sels par incinération . . .	1.57	1.84	1.34

N° 24. — *De deux mois à trois mois, 4 cas.*

	MOYENNE.	MAXIMUM.	MINIMUM.
Densité	1032.70	1033.90	1032.05
Poids de l'eau.	886.16	894.67	879.72
— des parties solides	113.84	120.28	105.33
— du sucre.	43.37	46.04	40.83
— du caséum et matières extractives	37.92	44.57	30.84
— du beurre	31.22	47.77	21.59
— des sels par incinération . . .	1.33	1.66	0.84

N° 25. — *De trois à quatre mois, 7 cas.*

	MOYENNE.	MAXIMUM.	MINIMUM.
Densité	1032.90	1034.69	1030.16
Poids de l'eau	889.67	890.00	862.01
— des parties solides	110.33	137.99	110 00
— du sucre.	44.47	48.10	34.45
— du caséum et matières extrac-tives.	36.96	44.85	27.15
— du beurre	27.79	49.94	17.94
— des sels par incinération . . .	1.11	2.00	0.55

N° 26. — *De quatre à cinq mois, 7 cas.*

	MOYENNE.	MAXIMUM.	MINIMUM.	OBSERVATIONS.	
				PAYEN, d'après LASSAIGNE.	BILLARD, 5e édit., p. 594.
Densité	1052.10	1052.87	1051.29	»	»
Poids de l'eau	888.23	894.67	873.14	850.00	850.00
— des parties solides.	111.73	126 86	105.53	150.00	142.00
— du sucre	44.66	50.18	59.06	74.40 et sels so-lubles.	90.80 et sels solu-bles.
— du caséum et ma-tières extractives.	58.28	48.85	29 47	24.00	2.40 et sels solu-bles.
— du beurre	27.51	45.72	14.55	51.60	51.80
— des sels par inciné-ration	1.50	5.00	0.98	»	»

N° 27. — *De cinq à six mois, 9 cas.*

	MOYENNE.	MAXIMUM.	MINIMUM.
Densité	1034.35	1035.04	1034.09
Poids de l'eau	901.51	903.77	895 34
— des parties solides	98.19	102.66	97.66
— du sucre.	42.00	52.65	29.90
— du caséum et matières extrac-tives	38.63	52.63	21.47
— du beurre	16.57	26.73	8.34
— des sels par incinération . . .	1.29	2.66	0.73

N° 28. — *De six à sept mois, 9 cas.*

	MOYENNE.	MAXIMUM.	MINIMUM.
Densité	1034.97	1046.48	1034.59
Poids de l'eau.	891.35	906.08	877.66
— des parties solides	108.65	122.34	93.92
— du sucre	44.18	55.12	38.48
— du caséum et matières extractives.	38.86	45.84	19.32
— du beurre	24.35	50.15	11.05
— des sels par incinération . . .	1.26	1.69	0.91

N° 29. — *De sept à huit mois, 5 cas.*

	MOYENNE.	MAXIMUM.	MINIMUM.	OBSERVATIONS.	
				PAYEN.	BILLARD.
Densité.	1051.37	1052.20	1029.75	»	»
Poids de l'eau.	889.49	911.64	880 61	850.00	860 00
— des parties solides.	110.58	121.55	88.54	150 00	140.00
— du sucre	41.52	44.85	57.03	74.40 et sels solubles.	86.60 et sels solubles.
— du caséum et matières extractives. . .	45.09	57.65	54.45	24.00	1.80 et sels solubles.
— du beurre.	22.79	59.58	9.14	51.60	51.60
— des sels par incinération	1.18	1.57	0.93	»	»

N° 30. — *De huit à neuf mois, 4 cas.*

	MOYENNE	MAXIMUM.	MINIMUM.
Densité	1032.88	1034.69	1032 05
Poids de l'eau	891.65	895.69	886 07
— des parties solides	108 35	113.93	104.34
— du sucre.	45.31	48.42	41.64
— du caséum et matières extractives.	38.79	44.80	41.64
— du beurre	23.06	29.31	16.85
— des sels par incinération. . .	1.19	1.74	0.66

N° 31. — *De neuf à dix mois, 3 cas.*

	MOYENNE.	MAXIMUM.	MINIMUM.
Densité.	1031.44	1032.29	1030.11
Poids de l'eau	889.28	904.84	857.21
— des parties solides	110.72	147.70	95.16
— du sucre . . . . . . , . .	45.84	52.78	40.74
— du caséum et des matières ex-tractives	38.57	48.82	29.42
— du beurre	25.03	52.07	10.39
— des sels par incinération. . .	1.28	1.67	1.06

N° 32. — *De dix à onze mois, 7 cas.*

	MOYENNE.	MAXIMUM.	MINIMUM.
Densité.	1034.61	1034.46	1028.20
Poids de l'eau . . . . . . • . .	900.63	999.98	893.14
— des parties solides	99.37	106.86	83.33
— du sucre	47.62	57.08	44.45
— du caséum et des matières ex-tractives.	31.06	43.02	23.17
— du beurre.	19.47	37.52	6.66
— des sels par incinération. . .	1.22	1.74	1 06

N° 33. — *De onze à douze mois, 7 cas.*

	MOYENNE.	MAXIMUM.	MINIMUM.
Densité	1030.68	1031.82	1029.55
Poids de l'eau . . . . . . • . .	889.04	891.37	869.34
— des parties solides	110.96	130.66	108.63
— du sucre	43.91	59.55	25.22
— du caséum et des matières ex-tractives	41.06	54.84	21.28
— du beurre	24.61	46.67	12.54
— des sels par incinération . . .	1.38	2.06	1.05

N° 34. — *De douze à dix-huit mois, 12 cas.*

	MOYENNE.	MAXIMUM.	MINIMUM.
Densité.	1032.05	1034.31	1028.64
Poids de l'eau	891.34	904.00	861.84
— des parties solides	108.66	138.16	96.00
— du sucre.	43.92	50.70	30.55
— du caséum et des matières ex- tractives	36.98	47.98	24.00
— du beurre.	26.44	45.09	10.67
— des sels par incinération . . .	1.32	2.55	0.69

N° 35. — *De dix-huit mois à deux ans et au-dessus, 1 cas.*

		OBSERVATIONS.	
		D'après BILLARD, 5e éd. pag. 594.	PAYEN, d'après LASSAIGNE.
Densité	1030.81	»	»
Poids de l'eau.	876.55	856.00	850.00
— des parties solides. . . .	123.45	144.00	150.00
— du sucre	44.33	79.20 et sels solubles	74.40 et sels solubles.
— du caséum et des matières extractives.	37.32	2.40 et sels solubles.	24.00
— du beurre.	43.47	52.40	51.60
— des sels par incinération.	1.33	»	»

INFLUENCE DE LA CONSTITUTION.

N° 37. — *Constitution forte, 66 cas.*

	MOYENNE.	MAXIMUM.	MINIMUM.
Densité	1032.97	1046.48	1028.64
Poids de l'eau	911.19	912.08	832.30
— des parties solides	88.81	147.70	81.92
— du sucre.	32.55	50.18	25.22
— du caséum et des matières ex- tractives	28.98	57.69	19.32
— du beurre	25.96	54.93	8.34
— des sels par incinération . . .	1.32	2.56	0.55

N° 38. — *Constitution faible, 23 cas.*

	MOYENNE.	MAXIMUM.	MINIMUM.
Densité	1031.90	1034.71	1025.61
Poids de l'eau	887.59	999.98	862.01
— des parties solides	112.41	137.99	83.33
— du sucre.	42.88	50.36	30.55
— du caséum et des matières extractives	39.21	47.98	28.19
— du beurre	28.78	56.42	6.66
— des sels par incinération . . .	1.54	3.38	0.61

INFLUENCE DU NOMBRE DES ENFANTS.

N° 40. — *État primipare, 31 cas.*

	MOYENNE.	MAXIMUM.	MINIMUM.
Densité	1031.84	1037.50	1025.57
Poids de l'eau	889.35	904.84	832.30
— des parties solides	110.65	147.70	99.50
— du sucre.	44.14	59.55	25.22
— du caséum et des matières extractives	39.46	70.92	21.00
— du beurre	25.66	54.93	10.74
— des sels par incinération . . .	1.39	2.66	0.55

N° 41. — *État multipare, 58 cas.*

	MOYENNE.	MAXIMUM.	MINIMUM.
Densité.	1032.30	1046.48	1025.61
Poids de l'eau	885.53	999.98	855.57
— des parties solides.	114.47	144.33	83.33
— du sucre.	46.82	52.78	29.90
— du caséum et des matières extractives	39.27	52.63	23.17
— du beurre	27.01	56.42	6.66
— des sels par incinération. . .	1.37	3.38	0.61

INFLUENCE DU DÉVELOPPEMENT DES SEINS.

Nº 44. — *Seins peu développés*, 26 cas.

	MOYENNE.	MAXIMUM.	MINIMUM.
Densité	1032.77	1035.04	1030.80
Poids de l'eau	891.72	904.84	868.77
— des parties solides	108.28	131.23	95.46
— du sucre.	44.29	51.22	30.55
— du caséum et des matières ex-tractives	37.20	47.98	23.17
— du beurre	25.41	48.42	6.66
— des sels par incinération . . .	1.38	2.66	0.66

Nº 45. — *Seins très développés*, 63 cas.

	MOYENNE.	MAXIMUM.	MINIMUM.
Densité.	1032.50	1046.48	1025.61
Poids de l'eau	888.00	999.98	832.30
— des parties solides	112.00	147.70	93.92
— du sucre.	43.37	59.55	25.22
— du caséum et des matières ex-tractives	40.08	70.92	19.32
— du beurre	27.17	56.42	8.34
— des sels par incinération . . .	1.38	3.38	0.55

INFLUENCE DE LA MENSTRUATION.

Nº 46. — *Suspension des règles*, 79 cas.

	MOYENNE.	MAXIMUM.	MINIMUM.
Densité	1032.24	1037.50	1025.61
Poids de l'eau	889.51	999.98	86.34
— des parties solides	110.49	131.17	89.50
— du sucre.	43.88	59.55	25.22
— du caséum et des matières ex-tractives	38.69	70.92	19.82
— du beurre	26.54	56.42	6.66
— des sels par incinération . . .	1.38	3.38	0.55

Nº 47. — *Coexistence ou retour des règles, 10 cas.*

	MOYENNE.	MAXIMUM.	MINIMUM.
Densité	1034.94	1034.43	1025.57
Poids de l'eau.	886.44	910.50	832.30
— des parties solides	113.56	131.47	89.50
— du sucre.	41.68	50.48	27.30
— du caséum et des matières ex- tractives	43.58	54.84	33.69
— du beurre	26.98	52.07	10.67
— des sels par incinération . . .	1.32	1.69	0.95

Nº 48. — *Présence spéciale des règles, 3 cas.*

	MOYENNE.	MAXIMUM.	MINIMUM.
Densité	1034.58	1034.31	1029.25
Poids de l'eau	881.42	904.00	857.21
— des parties solides	118.58	147.70	96.00
— du sucre.	40.49	40.74	40.00
— du caséum et des matières ex- tractives	47.49	48.82	45.84
— du beurre	29 15	52.07	10.67
— des sels par incinération . . .	1.45	1.69	1.00

Nº 51. — *Cheveux bruns, 22 cas.*

	MOYENNE.	MAXIMUM.	MINIMUM.
Densité	1033.77	1034.43	1033.11
Poids de l'eau.	892.17	893.84	887.67
— des parties solides	107.83	112.23	106.16
— du sucre	45.58	59.55	25.22
— du caséum et des matières ex- tractives	39.27	70.92	19.32
— du beurre	21.53	39.58	8.34
— des sels par incinération . . .	1.25	3.00	0.98

N° 52. — *Cheveux blonds, 10 cas.*

	MOYENNE.	MAXIMUM.	MINIMUM.
Densité	1028.88	1032.16	1025.64
Poids de l'eau	894.20	908.66	878.67
— des parties solides	105.80	121.33	91.34
— du sucre	44.74	52.65	33.80
— du caséum et des matières ex-			
tractives	37.30	57.69	21.00
— du beurre	22.55	36.34	9.14
— des sels par incinération. . .	1.21	1.37	1.05

INFLUENCE DE L'ALIMENTATION DE LA NOURRICE.

N° 54. — *Alimentation bonne, 68 cas.*

	MOYENNE.	MAXIMUM.	MINIMUM.
Densité.	1034.68	1037.50	1025.64
Poids de l'eau.	888.86	999.98	861.34
— des parties solides	111.14	138.64	89.50
— du sucre.	42.97	59.55	25.22
— du caséum et des matières ex-			
tractives	39.96	70.92	19.32
— du beurre	26.88	54.93	8.34
— des sels par incinération. . .	1.33	3.00	0.55

N° 55. — *Alimentation médiocre, 21 cas.*

	MOYENNE	MAXIMUM.	MINIMUM.
Densité	1034.91	1046.48	1025.57
Poids de l'eau	891.80	910.17	832.30
— des parties solides	108.20	147.70	89.83
— du sucre	43.88	50.36	35.54
— du caséum et des matières ex-			
tractives	36.88	44.80	29.55
— du beurre	25.92	54.42	6.66
— des sels par incinération. . .	1.52	3.38	8.64

RAPPORT AVEC L'ÉTAT DE SANTÉ DES NOURRISSONS.

Nº 57. — *Etat bon, 74 cas.*

	MOYENNE.	MAXIMUM.	MINIMUM.
Densité	1032.87	1046.48	1028.20
Poids de l'eau	890.44	999.98	664.84
— des parties solides.	109.56	137.81	83.33
— du sucre	43.70	59.55	25.22
— du caséum et des matières ex-tractives	39.24	70.92	19.32
— du beurre	25.32	56.42	6.66
— des sels par incinération . . .	1.30	2.66	0.55

Nº 58. — *Etat mauvais, 15 cas.*

	MOYENNE.	MAXIMUM.	MINIMUM.
Densité.	1031.67	1034.71	1025.61
Poids de l'eau	882.46	902.50	832.30
— des parties solides	117.54	147.70	97.50
— du sucre.	43.34	50.36	35.54
— du caséum et des matières ex-tractives	39.22	48.82	29.47
— du beurre	33.22	52.67	10.98
— des sels par incinération. . .	1.76	3.38	0.90

INFLUENCE DE LA QUANTITÉ DU LAIT.

Nº 60. — *Beaucoup de lait, montée rapide, 60 cas.*

	MOYENNE.	MAXIMUM.	MINIMUM.
Densité	1032.11	1034.69	1025.61
Poids de l'eau	887.19	999.98	832.30
— des parties solides	112.77	147.70	93.92
— du sucre.	45,49	59.55	25.22
— du caséum et des matières ex-tractives	40.77	70.92	21.00
— du beurre	25.25	56.42	8.34
— des sels par incinération . . .	1.26	3.38	0.55

N° 64. — *Peu de lait. Montée difficile, 29 cas.*

	MOYENNE.	MAXIMUM.	MINIMUM.
Densité	1033.43	1046.48	1029.55
Poids de l'eau	893.32	904.84	862.19
— des parties solides.	106.68	107.81	95.16
— du sucre.	39.80	55.12	34.45
— du caséum et des matières ex-			
tractives.	36.08	54.08	19.32
— du beurre	29.47	54.93	6.66
— des sels par incinération. . .	1.33	2.66	0.61

FEMMES-NOURRICES MALADES.

N° 81. — *Tubercules pulmonaires sans diarrhée, cavernes ni amaigrissement, 2 cas.*

	MOYENNE.	MAXIMUM.	MINIMUM.
Densité	1031.84	1032.51	1031.17
Poids de l'eau	876.59	878.84	874.32
— des parties solides	123.41	125.68	121.16
— du sucre.	42.14	42.49	41.79
— du caséum et des matières ex-			
tractives.	37.46	37.77	37.15
— du beurre	41.82	44.23	39.42
— des sels par incinération. . .	1.99	2.51	1.48

N° 82. — *Tubercules pulmonaires avec diarrhée, cavernes et amaigrissement, 3 cas.*

	MOYENNE.	MAXIMUM.	MINIMUM.
Densité	1031.38	1031.76	1031.20
Poids de l'eau	903.16	910.49	893.59
— des parties solides	96.84	106.41	89.51
— du sucre	43.45	45.22	40.30
— du caséum et des matières ex-			
tractives	39.14	47.49	34.45
— du beurre	12.76	17.07	6.90
— des sels par incinération. . .	1.49	1.91	1.02

Vaches de la campagne et de Paris réunies. — État physiologique,
30 cas.

	MOYENNE.	MAXIMUM.	MINIMUM.
Densité.	1033.38	1041.77	1016.84
Poids de l'eau.	864.06	911.67	752.67
—— des parties solides. . .	135.94	247.33	88.33
—— du caséum et des matiè-res extractives. . . .	55.15	115.02	42.73
—— du sucre.	38.03	76.65	28.48
—— du beurre	36.12	76.04	6.99
—— des sels par incinéra-tion.	6.64	11.61	4.97

Il s'agissait ensuite de connaître l'influence exercée sur le lait chez les vaches de Paris et de la campagne.

Le tableau suivant en offre le résumé.

Tableau comparatif de l'état du lait à Paris et à la campagne.

	A PARIS.	A LA CAMPAGNE.	MOYENNE GÉNÉRALE.
Densité.	1033.10	1033.72	1033.38
Poids de l'eau	869.78	857.80	864.06
—— des parties solides. . .	130.22	142.20	135.94
—— du caséum et des ma-tières extractives. .	53.46	57.00	55.15
—— du sucre.	37.07	38.99	38.03
—— du beurre	33.66	38.85	36.12
—— des sels par incinéra-tion	6.03	7.36	6.64

Le résultat pour le beurre est contraire à l'opinion de Donné et de Quévenne. Ce dernier est cependant moins affirmatif que Donné. (*Voir Quévenne, 1er mémoire, p. 25.*)

Les tableaux n°^{os} 4 et 5 en reproduisent les détails. (*Voir* à la fin du travail.)

VACHES.

Nous compléterons notre travail sur le lait de la femme par des analyses comparatives sur le lait de divers animaux domestiques. Nous laisserons aux chiffres et leur valeur. Ils établiront par eux-mêmes de nouvelles règles quelquefois, confirmeront ou infirmeront les résultats fournis jusqu'ici par les auteurs. Pour la vache, nous aurions pu nous borner à donner le tableau général de la composition du lait que voici :

	VAN-STIPTRIAN, LUISCIUS et BONDT.	THENARD, d'après Berzelius. (Lait écrémé.)	A.CHEVALLIER et O. HENRY.	LECANU.	QUEVENNE. Moyenne de 6 cas.	BOUSSINGAUT et LEBEL. Moyenne de 2 cas.	SIMON. Moyenne de 3 cas.	HENNEBERGER. Moyenne de 2 cas.	POGGIALE. Moyenne de 10 cas.	PLAYFAIR. Moyenne de 9 cas.	REGNAULT.	PAYEN, Leçons au Conservatoire des arts et métiers. 1852.	LEHMANN.	VERNOIS et A. BECQUEREL. Moyenne de 50 cas.
sité	»	1033.00	»	»	1031.60	»	1032.50	»	»	»	»	»	»	1033.38
ls de l'eau..	846.90	928.75	870.20	868.00	898.40	869.10	842.27	858.50	»	»	874.00	866.00	860.00	864.06
des parties solides	173.10	71.25	129.80	132.00	104.90	130.90	157.73	144.50	»	»	126.00	134.00	140.00 entre 129 et 165	135.94
du caséum	89.50	28.00 et quelques traces de beurre.	44.80	56.00	36.80	39.40	69.00	68.40	38.00	11.60	36.00 albumine et sels insolubles.	42.00 matières azotées, albumine, sels solubles.	»	55.15 et matières extractives.
du sucre	56.80 et matières extractives.	35.00	53.70 et matières extractives.	40.00 et matières extractives et sels solides.	60.30 et matières extractives.	50.35 et matières extractives.	36.00 et sels.	28.80	»	»	50.00 et sels solubles	55.00	»	38.03
du beurre.. . . .	26.80	»	34.30	36.00	34.30	35.15	44.30	38.20	43.80	49.00	40.00	35.00	»	36.42
des sels (1) . . .	»	8.25	»	»	»	6.00	8.43	7.10	»	»	»	2.00 petites portions de sels insolubles.	5,5 à 8,5	(1) 6,64 par incinération. (2)

NOTA. {
Lehmann indique caséine 30 à 34 sur 1000 pour M. Boussingaut.
— — — 70 — M. Simon.
— — et beurre 39 — M. Boussingaut.

Lassaigne indique (moyenne de 6 observations de 1 jour à 30 après le part), densité 1032, et poids de l'eau 843,6.

Il fait à lui seul l'histoire de toutes ses parties constituantes. Cependant nous avons été entraînés par la nature de nos recherches précédentes à poser et à résoudre quelques questions de détail. — Les tableaux qui vont suivre en donneront les conséquences. — Nos expériences ont porté sur 30 analyses. — Notre premier besoin té de déterminer la moyenne générale de la composition du lait de vache. — Voici le résultat de nos recherches :

(1) Voir pour la composition spéciale des sels du lait de vache, les analyses qualitatives données par Quevenne et MM. Pfaff et Schwartz. (A. Chevallier, *Dict. des altér. des subst. alim.*, t. II, p. 6.)
(2) Le lait de vache contient une proportion très faible d'albumine qui diminue d'autant la quantité de sucre renfermée dans ce liquide, quand on l'apprécie au polarimètre. Obtenu par la coagulation lente du lait, le sérum contient en moyenne 3 gramm. 67 d'albumine sur 1000 gramm. — Par la coagulation rapide (et c'est ainsi que nous avons toujours opéré à 30 ou 40° centigr.), [cette] quantité n'est plus que de 2 gramm. 54. — C'est donc un chiffre de 2 gr. 54 qu'il faudrait ajouter à notre moyenne du sucre. (Voir, pour plus de détails, notre travail suppl., à la fin du Mémoire.)

9*

Il en résulte que le lait des vaches nourries à Paris contient plus d'eau, moins de parties solides, que celui des vaches nourries à la campagne. Tous les éléments du lait participent à cette augmentation, et c'est le *beurre* qui subit à Paris les pertes les plus notables. — Les différences cependant ne sont pas aussi tranchées qu'on le croit généralement. Nous devons dire que nous n'avons pas été recueillir nos échantillons dans les plus mauvaises étables. Au contraire, nous avons pris habituellement du lait chez M. Damoiseau, boulevard Pigale, dont tous les médecins connaissent l'obligeance et le soin qu'il apporte à la nourriture de ses animaux ; et rue Lamartine, n° 22, dans une laiterie bien tenue, et dont les conditions sont celles que tendent à prendre aujourd'hui dans Paris tous les établissements autorisés de ce genre. Les vaches de la campagne ont été choisies dans la ferme de Viroflay, près Versailles.

Influence de l'âge des vaches.

Ces recherches peu étendues, puisque nos observations, en totalité sur les vaches, ne portent que sur 30 cas, nous ont donné les résultats suivants.

Tableau de l'influence de l'âge (vaches de la campagne et de Paris réunies).

	4 ANS.	5 ANS.	6 ANS.	7 ANS.	8 ANS.	9 ANS.	10 ANS.
Densité	1028.47	1032.89	1031.46	1033.52	1033.06	1036.18	1030.10
Poids de l'eau.	752.67	870.30	862.27	874.59	866.86	887.23	853.50
— des parties solides.	247.33	129.70	138.23	125.41	133.44	142.77	146.50
— du caseum et des matières extractives..	113.02	50.04	48.83	52.44	53.28	52.49	58.44
— du sucre.	76.65	33.73	53.44	37.43	57.22	54.85	59.05
— du beurre.	44.03	38.98	47.82	29.41	34.22	19.92	41 94
— des sels par incinération	11.61	6.93	6.14	6.41	6.42	5.31	7.07

Tableau de l'influence de l'âge pour les vaches de Paris.

	6 ANS.	7 ANS.	8 ANS.	9 ANS.
Densité.	1034.63	1035.99	1030.91	1036.18
Poids de l'eau	856.41	874.98	887.66	887.23
— des parties solides . .	143.59	125.02	132.34	112.77
— du caséum et des matières extractives . .	48.08	53.16	55.12	52.49
— du sucre.	36.65	36.91	37.58	34.85
— du beurre.	53.22	28.70	33.59	19.92
— des sels par incinération	5.64	6.25	6.05	5.51

Tableau de l'influence de l'âge pour les vaches de la campagne.

	4 ANS.	5 ANS.	6 ANS.	7 ANS.	8 ANS.	10 ANS.
Densité	1028.47	1032.89	1032.29	1034.54	1037.05	1030.10
Poids de l'eau. . .	752.67	870.30	876.00	873.85	853.56	853.50
— des parties solides.	247.33	129.70	124.00	124.15	136.44	143.50
— du caséum et des matières extractives .	115.02	50.04	38.49	50.64	55.54	55.44
— du sucre . . .	76.63	33.73	34.63	35.15	36.67	39.05
— du beurre. . .	44.05	38.98	44.23	51.64	57.25	41.94
— des sels par incinération. .	11.61	6.95	6.65	6.72	6.98	7.07

Résumé comparatif de l'influence de l'âge sur les vaches (de Paris et de la campagne mis en regard).

AGE.	DENSITÉ.		POIDS de l'eau.		POIDS des parties solides.		POIDS du caséum et matiè-res extractives.		POIDS du sucre.		POIDS du beurre.		POIDS des sels par incinération.	
	Paris.	Campagne	Paris.	Campag.	Paris.	Campag.	Paris.	Campag.	Paris.	Camp.	Paris.	Camp.	Paris.	Camp.
4 ans .	»	1028.47	»	752.67	»	247.33	»	115.02	»	76.65	»	44.05	»	11.64
5 —. .	»	1032.89	»	870.30	»	129.70	»	50.04	»	33.73	»	38.98	»	6.95
6 —. .	1031.63	1032.29	856.44	876.00	143.59	124.00	48.08	38.49	36.65	34.63	53.22	44.23	5.64	6.65
7 —. .	1035.99	1034.54	874.98	875.85	125.02	124.15	53.16	50.64	36.94	35.15	28.70	31.64	6.25	6.72
8 —. .	1830.91	1037.05	867.66	853.56	132.34	146.44	55.12	55.54	37.58	36.67	33.59	37.25	6.05	6.98
9 —. .	1036.18	»	887.23	»	112.77	»	52.49	»	34.85	»	19.92	»	5.51	»
10 —. .	»	1030.10	»	853.50	»	146.50	»	55.44	»	39.05	»	41.94	»	7.07

Les tableaux de 10 à 26 inclusivement contiennent tous les détails des opérations résumées dans les tableaux généraux qui précèdent. (*Voir* à la fin du travail.)

Les conséquences principales sont qu'en général, si l'on excepte la période de 4 ans, dans laquelle il n'y a qu'*un cas* pour Paris et *un* cas pour la campagne, l'âge de la vache ne modifie pas sensiblement la composition de son lait. Elle se rapproche le *plus* de la moyenne normale :

1° Pour la densité . . . . à 8 ans.
2° Pour le poids des parties solides. . à 6 et à 8 ans.
3° Pour le poids de l'eau. . . . . . . à 6 et à 8 ans.
4° Pour le poids du caséum . . . . . à 7 et à 8 ans.
5° Pour le poids du sucre . . . . . . à 7, 8 et 10 ans.
6° Pour le poids du beurre. . . . . . à 5 et 8 ans.
7° Pour le poids des sels. . . . . . . de 5 à 9 ans.

La même question, étudiée comparativement à Paris et à la campagne, ainsi qu'on le voit dans le résumé comparatif, p. 133, n'introduit pas de différence notable dans les résultats.

Influence de la gestation.

Le tableau suivant

Tableau général de l'influence de la gestation par mois.

	1 MOIS.	2 MOIS.	3 MOIS.	4 MOIS.	5 MOIS.	6 MOIS.	8 MOIS.	MOYENNE physiologique.
Densité.	1031.30	1031.85	1033.57	1032 89	1036.31	1034.50	1039.60	1033.38
Poids de l'eau.	867.12	826 84	860.52	869.52	837.97	877.54	752.67	864.06
— des parties solides . .	152.88	173.16	139.48	130.48	142.03	122.66	247.33	133 94
— du caséum et des matières extractives .	48.02	58.40	31.40	51.72	54 86	49.97	115.02	55.15
— du sucre. .	55.70	38 72	34.03	34.43	36.77	31.98	76 65	38 05
— du beurre.	42.31	70.60	47.52	57.56	43.31	33 52	44.03	56.12
— des sels par incinération . . .	6.63	5.74	6.33	6.95	7.09	5.39	11.61	6.64

donne le résumé général de l'influence de la gestation de 1 à 8 mois. On peut y constater quelques résultats importants.

A peu de chose près, la densité va toujours en s'élevant : de 1031 au premier mois elle atteint 1039 au huitième.

Le poids de l'eau (en prenant les extrêmes) de 867 au premier mois, descend à 752 au huitième.

Les parties solides augmentent dans le même rapport.

Et à ces deux degrés opposés de l'échelle, tous les éléments solides ont pris du développement suivant l'ordre naturel de leur importance normale.

Les tableaux, de 28 à 34 inclusivement, donnent les détails de cette influence par mois. (*Voir* à la fin du travail.)

Ces résultats, que nous signalons seulement, sont destinés à éclairer, d'une manière plus positive, les agriculteurs et les industriels dans toutes les questions qui regardent la production du lait.

De la plénitude et de l'état de vacuité de l'utérus.

Comme conséquence de l'influence de la gestation, nous avons placé à côté l'effet de la vacuité de l'utérus.

Tableau comparatif de l'influence de la vacuité ou de la plénitude de l'utérus.

	PLÉNITUDE.	VACUITÉ.	MOYENNE physiologique.
Densité.	1032.39	1035.69	1033.38
Poids de l'eau	849.27	869.89	864.06
— des parties solides . . .	150.73	130.11	135.94
— du caséum et des matières extractives . . .	58.33	53.50	55.15
— du sucre	39.48	37.51	38.03
— du beurre.	45.50	31.83	36.12
— des sels par incinération	7.42	7.27	6.64

Ainsi qu'on le voit rapidement, les moyennes de l'état de

vacuité se rapprochent toutes beaucoup de celles de l'état physiologique général. La plénitude, au contraire, abaisse la densité, diminue la quantité de l'eau, augmente celle des parties solides ; et cette augmentation envahit successivement tous les éléments constitutifs.

Les tableaux, n°ˢ 36 et 37, offrent le détail de ces deux conditions opposées. (*Voir* à la fin du travail.)

Influence de la quantité du lait (1).

Le tableau suivant

Tableau comparatif de l'influence de la quantité de lait.

	PEU de lait.	BEAUCOUP de lait.	MOYENNE physiologique.
Densité.	1030.34	1033.50	1033.38
Poids de l'eau	853.99	874.50	864.06
— des parties solides. . .	146.01	125.50	135.94
— du caséum et des matières extractives . .	57.42	52.66	55.45
— du sucre.	40.37	35.55	38.03
— du beurre.	41.67	30.61	36.12
— des sels par incinération.	6.55	6.68	6.64

offre l'influence des quantités faibles ou abondantes du lait sur sa constitution.

On pouvait, jusqu'à un certain point, prévoir les résultats obtenus.

L'eau diminue, les parties solides augmentent avec peu de lait. Le caséum et le beurre participent principalement à cette augmentation. Quand il y a *beaucoup* de lait, l'eau s'élève au-

(1) Le lait *abondant* et très abondant donne de 6 jusqu'à 19 pintes par jour. — Le lait peu abondant en donne 4 au *plus* et à peine *une* au *moins*.

dessus de la moyenne physiologique. Les éléments solides perdent 10 unités. — Le beurre, la caséine et le sucre sont frappés à peu près de la même manière.

Les tableaux n⁰ˢ 39 et 40 représentent les détails relatifs à ces deux conditions. (*Voir* à la fin du travail.)

Développement des mamelles.

Le développement des mamelles, dont nous avons tenu compte dans tous les cas, nous a donné ce qui suit :

Tableau général de l'influence du développement des mamelles.

	MAMELLES développées.	MAMELLES peu développées.	MOYENNE physiologique.
Densité.	1034.44	1830.22	1033.38
Poids de l'eau	859.06	854.18	864.06
— des parties solides. . .	130.94	145.82	135.94
— du caséum et des matières extractives . .	55.29	54.75	55.15
— du sucre	38.11	38.99	38.03
— du beurre.	34.06	46.12	36.12
— des sels par incinération	6.48	5.96	6.64

L'avantage reste aux mamelles développées ; quoiqu'il semble que cette condition tende à diminuer la quantité du beurre. La condition opposée l'élèverait, au contraire, sensiblement, et augmenterait ainsi, dans le même rapport, le poids des parties solides. Par suite, la densité subirait un abaissement relatif.

Les tableaux n⁰ˢ 42 et 43 donnent les détails attachés à cette influence. (*Voir* à la fin du travail.)

Influence de l'alimentation.

La seule influence déterminée par la nature de l'alimentation, et que nous ayons pu, d'une manière précise, extraire de nos recherches, chez la vache, est celle du régime d'été et du régime d'hiver. Voici les détails de ces deux régimes:

Régime d'hiver, c'est-à-dire de novembre à mai.

1° 1 botte 1/2 de trèfle ou luzerne pesant de 12 à 13 livres;

2° 1/2 botte de paille d'avoine (pour manger) pesant de 9 à 10 livres;

3° 25 kilogrammes de betteraves (moitié le matin, moitié le soir).

A boire 2 fois par jour. — On peut estimer la quantité d'eau bue chaque fois à 2 seaux de 12 litres au moins chaque. Le soir, elles boivent encore à l'étable de l'eau blanche (on y a ajouté 4 livres de recoupe dans la valeur de 24 litres d'eau).

Régime d'été, de mai à novembre.

En vert, trèfle et luzerne, maïs, orge, gazon, sans quantité déterminée. On l'évalue de 45 à 50 kilogrammes par jour. — Le soir, en revenant des champs, on leur donne encore à l'étable de 5 à 6 kilogrammes d'herbe.

Elles boivent comme en hiver.

Tableau comparatif de l'influence de l'alimentation.

	RÉGIME d'hiver.	RÉGIME d'été.	MOYENNE physiologique.
Densité.	1033.51	1033.10	1033.38
Poids de l'eau	859.56	871.26	864.06
— des parties solides. . .	140.64	128.74	135.94
— du caséum et des matières extractives . .	54.70	47.86	55.15
— du sucre	36.38	33.47	38.03
— du beurre.	42.76	42.07	36.12
— des sels par incinération.	6.80	5.34	6.64

La densité varie à peine de l'un à l'autre régime.

En hiver l'eau diminue, les parties solides augmentent,

et, dans ce cas, c'est le beurre seul qui prend de l'accroissement, car le caséum et le sucre perdent un peu.

En été le lait gagne de l'eau, perd de ses parties solides ; mais, chose remarquable, cette perte atteint le caséum, le sucre et les sels, et permet au beurre de s'élever au-dessus de la moyenne normale.

Les tableaux 45 et 46 contiennent les analyses isolées de chacun de ces régimes. (*Voir* à la fin du travail.)

Nous donnons enfin une analyse de deux cas où nous avons pu noter exactement les caractères attribués par M. Guénon au genre *Flandrine*.

Influence des écussons (notés parfaits sur deux vaches appartenant au genre Flandrine de M. Guénon).

	MOYENNE.	MAXIMUM.	MINIMUM.	MOYENNE physiologique.
Densité	1031.52	1033.68	1029.36	1033.38
Poids de l'eau.	859.17	911.67	806.65	864.06
— des parties solides .	140.83	193.35	88.33	135.94
— du caséum et des matières extractives .	54.88	67.04	42.73	55.15
— du sucre.	36.58	44.68	28.48	38.03
— du beurre	43.12	76.04	10.20	36.12
— des sels par incinération.	6.25	6.92	5.59	6.64

L'avenir décidera.

Influence de l'âge du lait.

Nous n'avons pas fait chez la vache, à propos de l'âge du lait, un travail analogue à celui qu'on a vu précédemment chez la femme. Mais nous avons eu occasion de recueillir, chez M. Damoiseau, le lait de deux vaches dont l'âge était très *authentiquement* de quatre ans. Il était curieux d'étudier sa composition. La voici dans le tableau qui suit :

	1re VACHE, 9 litres en 24 heures.	2e VACHE, 15 litres en 24 heures.	ÉTAT physiologique.
Densité	1031.56	1032.82	1033.38
Poids de l'eau	871.50	873.19	864.06
— des parties solides . .	128.50	126.81	135.94
— du caséum et des matières extractives et sels	40.58	33.73	61.79
— du sucre	46.62	54.02	38.03
— du beurre.	41.30	39.06	36.12

Les deux analyses mises en regard avec les chiffres de la composition physiologique montrent une légère augmentation des quantités d'eau, et diminution par conséquent des parties solides. La caséine, réunie aux matières extractives et aux sels a diminué de moitié dans un cas, et d'un grand tiers dans l'autre ; et cette perte est compensée par une augmentation considérable du sucre et un peu moins marquée de beurre.

On peut comparer ces résultats à ce qui a lieu chez la femme dont le lait a 24 mois et au delà.

SÉRIE DES TABLEAUX A CONSULTER.

N° 4. — *Vaches nourries à Paris.*

	MOYENNE.	MAXIMUM.	MINIMUM.
Densité.	1033.10	1039.60	1016.84
Poids de l'eau	869.78	911.67	806.67
— des parties solides	130.42	193.33	88.33
— du caséum et des matières extractives.	53.66	82.16	42.73
— du sucre.	37.07	54.77	28.48
— du beurre	33.66	76.04	6.99
— des sels par incinération. . . .	6.03	7.19	4.97

N° 5. — *Vaches nourries à la campagne.*

	MOYENNE.	MAXIMUM.	MINIMUM.
Densité	1033.72	1041.77	1028.47
Poids de l'eau.	857.80	901.00	752.67
— des parties solides	142.20	247.33	99.00
— du caséum et des matières ex-tractives.	57.00	115.05	43.67
— du sucre.	38.99	76.65	39.47
— du beurre	38.85	70.60	13.57
— des sels par incinération . . .	7.36	11.61	5.47

INFLUENCE DE L'AGE. (VACHES DE LA CAMPAGNE ET DE PARIS RÉUNIES.)
— N°ˢ 10 à 16.

N° 10. — *Quatre ans, 1 cas.*

Densité. 1028.47
Poids de l'eau 752.67
— des parties solides 247.33
— du caséum et des matières
extractives 115.02
— du sucre. 76.65
— du beurre 44.05
— des sels par incinération. . . 11.61

N° 11. — *Cinq ans, 2 cas.*

	MOYENNE.	MAXIMUM.	MINIMUM.
Densité	1032.89	1033.00	1031.45
Poids de l'eau.	870.30	872.67	869.52
— des parties solides	129.70	130.48	127.83
— du caséum et des matières ex-tractives.	50.04	51.72	48.36
— du sucre.	33.73	34.45	33.02
— du beurre	38.98	40.60	37.36
— des sels par incinération . . .	6.95	6.98	5.35

N° 12. — *Six ans, 5 cas.*

	MOYENNE.	MAXIMUM.	MINIMUM.
Densité.	1031.46	1031.63	1031.30
Poids de l'eau.	862.27	863.34	861.67
— des parties solides	137.73	157.65	129.66
— du caséum et des matières extractives	48.33	52.38	43.67
— du sucre.	35.44	40.56	32.50
— du beurre.	47.82	64.30	40.30
— des sels par incinération . . .	6.14	6.65	5.64

N° 13. — *Sept ans, 7 cas.*

	MOYENNE.	MAXIMUM.	MINIMUM.
Densité	1035.52	1039.60	1033.57
Poids de l'eau.	874.59	899.50	857.17
— des parties solides	125.41	146.32	100.50
— du caséum et des matières extractives.	52.44	59.31	45.33
— du sucre.	37.15	39.90	34.14
— du beurre	29.41	56.92	6.99
— des sels par incinération . . .	6.41	6.92	5.59

N° 14. — *Huit ans, 14 cas.*

	MOYENNE.	MAXIMUM.	MINIMUM.
Densité	1033.06	1044.77	1016.84
Poids de l'eau	866.86	914.67	826.00
— des parties solides.	133.14	193.35	99.00
— du caséum et des matières extractives.	55.28	82.46	42.73
— du sucre.	37.22	54.77	28.48
— du beurre	34.22	70 60	8.75
— des sels par incinération. . . .	6.42	6.49	4.97

N° 15. — *Neuf ans, 1 cas.*

Densité.	1036.18
Poids de l'eau	887.23
— des parties solides	112.77
— du caséum et des matières extractives	52.49
— du sucre.	34.85
— du beurre.	19.92
— des sels par incinération . .	5.51

N° 16. — *Dix ans, 1 cas.*

Densité. . . . . . . , ...	1030.10
Poids de l'eau . . . . , . .	853.50
— des parties solides	146.50
— du caséum et des matières extractives	58.44
— du sucre.	39.05
— du beurre	41.94
— des sels par incinération. . .	7.07

VACHES NOURRIES A PARIS. — TABLEAUX N°s 17 A 20.

N° 17. — *Six ans, 2 cas.*

	MOYENNE.	MAXIMUM.	MINIMUM.
Densité.	1031.63	1032.60	1030.66
Poids de l'eau	856.41	870.34	842.35
— des parties solides.	143.59	157.65	129.66
— du caséum et matières extractives	48.08	49.11	47.05
— du sucre.	36.65	40.56	32.74
— du beurre	53.22	64.30	42.45
— des sels par incinération . . .	5.64	6.60	4.68

Nᵒ 18. — *Sept ans, 5 cas.*

	MOYENNE.	MAXIMUM.	MINIMUM.
Densité	1035.99	1037.70	1032.20
Poids de l'eau	874.98	899.49	873.00
— des parties solides	125.02	126.74	100.51
— du caséum et des matières ex-tractives	53.16	59.31	45.33
— du sucre.	36.91	39.15	34.14
— du beurre	28.70	56.92	6.99
— des sels par incinération . . .	6.25	7.49	5.40

Nᵒ 19. — *Huit ans, 8 cas.*

	MOYENNE.	MAXIMUM.	MINIMUM.
Densité	1030.91	1039.69	1016.84
Poids de l'eau	867.66	911.67	806.00
— des parties solides	132.34	150.65	109.00
— du caséum et des matières ex-tractives	55.12	82.16	42.73
— du sucre.	37.58	54.77	28.48
— du beurre	33.59	76.04	8.75
— des sels par incinération . . .	6.05	7.19	4.97

Nᵒ 20. — *Quatre ans, 1 cas.*

Densité.	1036.60
Poids de l'eau	887.23
— des parties solides	112.77
— du caséum et des matières extractives	52.49
— du sucre.	34.85
— du beurre	19.92
— des sels par incinération. . .	5.51

VACHES NOURRIES A LA CAMPAGNE. — N°s 21 A 26.

N° 21. — *Quatre ans, 1 cas.*

Densité.	1028.47
Poids de l'eau	752.67
— des parties solides.	247.33
— du caséum et matières ex-tractives.	115.02
— du sucre.	76.65
— du beurre.	44.05
— des sels par incinération. . .	11.61

N° 22. — *Cinq ans, 2 cas.*

	MOYENNE.	MAXIMUM.	MINIMUM.
Densité	1032 89	1033.00	1031.45
Poids de l'eau	870.30	872.67	869 52
— des parties solides	129.70	130.48	127.33
— du caséum et matières extrac-tives	50 04	51.72	48.36
— du sucre.	33.73	34.45	33.02
— du beurre	38.98	40 60	37.36
— des sels par incinération . . .	6.95	6.98	5.35

N° 23. — *Six ans, 3 cas.*

	MOYENNE.	MAXIMUM.	MINIMUM.
Densité.	1032.29	1032 45	1031.30
Poids de l'eau	876.00	869.95	863.00
— des parties solides	124.00	125.45	120.05
— du caséum et matières extrac-tives	38.49	52.38	43.67
— du sucre.	34.63	36.40	32.50
— du beurre	44.23	47.67	40.30
— des sels par incinération. . .	6.65	7.15	5.65

N° 24. — *Sept ans, 2 cas.*

	MOYENNE.	MAXIMUM.	MINIMUM.
Densité	1034.54	1035.58	1034.00
Poids de l'eau	875.85	889.34	859.17
— des parties solides	124.15	140.83	140.66
— du caséum et matières extrac-			
tives	50.64	53.36	47.93
— du sucre	35.15	39.90	35.57
— du beurre	31.64	47.37	15.91
— des sels par incinération . . .	6.72	7.60	5.84

N° 25. — *Huit ans, 5 cas.*

	MOYENNE.	MAXIMUM.	MINIMUM.
Densité.	1037.05	1044.77	1031.85
Poids de l'eau	863.56	901.00	826.84
— des parties solides.	136.44	99.00	173.16
— du caséum et matières extrac-			
tives	55.54	64.10	49.97
— du sucre.	36.67	42.68	29.47
— du beurre	37.25	70.60	13.57
— des sels par incinération . . .	6.98	7.09	5.74

N° 26. — *Dix ans, 1 cas.*

Densité.	1030.10
Poids de l'eau	856.50
— des parties solides.	143.50
— du caséum et des matières	
extractives	55.44
— du sucre.	39.05
— du beurre	41.91
— des sels par incinération. . .	7.07

INFLUENCE DE LA GESTATION PAR MOIS. — N°s 28 A 34.

N° 28. — *Huit mois, 1 cas.*

Densité. . . . . ,	1039.60
Poids de l'eau	752.67
— des parties solides	247.33
— du caséum et matières extractives	115.02
— du sucre.	76.65
— du beurre	44.05
— des sels par incinération . .	11.61

N° 29. — *Six mois, 1 cas.*

Densité.	1034.30
Poids de l'eau	877.34
— des parties solides.	122.66
— du caséum et matières extractives	49.97
— du sucre.	31.98
— du beurre.	35.32
— des sels par incinération. . .	5.39

N° 30. — *Cinq mois, 2 cas.*

	MOYENNE.	MAXIMUM.	MINIMUM.
Densité	1036.31	1038.47	1034.15
Poids de l'eau	857.97	870.94	845.00
— des parties solides.	142.03	156.73	127.33
— du caséum et matières extractives.	54.86	61.36	48.36
— du sucre.	36.77	40.52	33.12
— du beurre	43.31	46.03	40.60
— des sels par incinération . . .	7.09	8.83	5.35

N° 31. — *Quatre mois, 1 cas.*

Densité.	1032.89
Poids de l'eau.	869.52
— des parties solides	130.48
— du caséum et matières extractives	51.72
— du sucre.	31.45
— du beurre	37.36
— des sels par incinération. . .	6.95

N° 32. — *Trois mois, 2 cas.*

	MOYENNE.	MAXIMUM.	MINIMUM.
Densité	1033 57	1035.89	1034.25
Poids de l'eau.	860.52	863.87	857.17
— des parties solides	139.48	143.96	135.00
— du caséum et matières extractives	51.40	53.36	49.44
— du sucre.	34.03	35.57	32 50
— du beurre	47.52	47 67	47.37
— des sels par incinération . . .	6.53	7.36	5.70

N° 33. — *Deux mois, 1 cas.*

Densité.	1031.85
Poids de l'eau	826.84
— des parties solides	173.16
— du caséum et matières extractives.	58.10
— du sucre	38.72
— du beurre.	70.60
— des sels par incinération . .	5.74

N° 34. — *Un mois, 2 cas.*

	MOYENNE.	MAXIMUM.	MINIMUM.
Densité	1031.30	1033.50	1029.1(
Poids de l'eau	867.12	869.95	865.6?
— des parties solides	132.88	134.33	130.0?
— du caséum et matières extractives	48.02	52.38	43.6?
— du sucre	35.70	36.40	35 0(
— du beurre	42.51	44.72	40.3(
— des sels par incinération . . .	6.65	8.04	5.2(

INFLUENCE DE L'ÉTAT DE PLÉNITUDE OU DE VACUITÉ DE L'UTÉRUS.

N° 36. — *Vaches non couvertes, 20 cas.*

	MOYENNE.	MAXIMUM.	MINIMUM.
Densité	1035.69	1039.60	1016.84
Poids de l'eau	869.89	914.67	806.67
— des parties solides.	130.11	193.33	88.33
— du caséum et des matières extractives	53.50	82.16	42.76
— du sucre	37.51	54.77	29.47
— du beurre	31.83	76 04	6.99
— des sels par incinération . . .	7.27	8.32	4.97

N° 37. — *Vaches pleines, 20 cas.*

	MOYENNE.	MAXIMUM.	MINIMUM.
Densité.	1032.39	1036.31	1028.47
Poids de l'eau	849.27	877.34	752.67
— des parties solides.	150.73	247.33	122.66
— du caséum et des matières extractives	58.33	115.02	43.67
— du sucre.	39 48	76 65	31.98
— du beurre	45.50	70.60	35.32
— des sels par incinération. . .	7.42	11.61	5.26

INFLUENCE DE LA QUANTITÉ DU LAIT. — VACHES DE PARIS ET DE LA CAMPAGNE RÉUNIES.

N° 39. — *Peu de lait, 15 cas.*

	MOYENNE.	MAXIMUM.	MINIMUM.
Densité	1030.24	1041.77	1016.84
Poids de l'eau..	853.99	877.34	752.67
— des parties solides	146.01	247.33	126.66
— du caséum et matières extractives	57.42	115.02	43.11
— du sucre.	40.37	76.65	34.20
— du beurre	41.67	64.30	8.75
— des sels par incinération . .	6.55	11.61	4.55

N° 40. — *Beaucoup de lait, 4 cas.*

	MOYENNE.	MAXIMUM.	MINIMUM.
Densité.	1030.50	1039.60	1029.36
Poids de l'eau	874.50	911.67	806.65
— des parties solides	125.50	193.35	88.33
— du caséum et matières extractives	52.66	67.04	42.73
— du sucre.	35.55	44.68	29.47
— du beurre	30.61	47.37	6.99
— des sels par incinération . .	6.68	7.07	5.59

INFLUENCE DU DÉVELOPPEMENT DES MAMELLES.

N° 42. — *Mamelles développées, 20 cas.*

	MOYENNE.	MAXIMUM.	MINIMUM.
Densité	1034.44	1041.77	1029.36
Poids de l'eau	869.06	911.67	752.67
— des parties solides.	130.94	247.33	88.33
— du caséum et matières extractives	55.29	115.02	42.73
— du sucre.	38.11	76.65	28.48
— du beurre	31.06	76.04	6.99
— des sels par incinération . . .	6.48	11.61	5.26

N° 43. — *Mamelles peu développées , 10 cas.*

	MOYENNE.	MAXIMUM.	MINIMUM.
Densité	1030.22	1036.31	1016.84
Poids de l'eau	854.18	869.52	826.84
— des parties solides.	145.82	173.16	114.34
— du caséum et matières extractives.	54.75	82.16	43.11
— du sucre.	38.99	54.77	31.20
— du beurre	46.12	70.60	8.75
— des sels par incinération . . .	5.96	7.09	4.97

INFLUENCE DE L'ALIMENTATION.

N° 45. — *Régime d'hiver.*

	MOYENNE.	MAXIMUM.	MINIMUM.
Densité.	1033.51	1036.31	1031.30
Poids de l'eau	859.36	869.52	845.00
— des parties solides.	140.64	155.00	130.48
— du caséum et matières extractives	54.70	61.36	51.72
— du sucre.	36.38	40.52	34.45
— du beurre	42.76	47.37	37.36
— des sels par incinération. . . .	6.80	7.09	6.53

N° 46. — *Régime d'été.*

	MOYENNE.	MAXIMUM.	MINIMUM.
Densité	1033.10	1034.95	1031.25
Poids de l'eau	871.26	877.34	865.00
— des parties solides	128.74	135.00	122.66
— du caséum et matières extractives	47.86	49.97	43.67
— du sucre.	33.47	36.40	31.98
— du beurre	42.07	47.67	35.32
— des sels par incinération . . .	5.34	5.39	5.26

DE LA FALSIFICATION DU LAIT DE VACHE PAR L'EAU

ET DES MOYENS DE LA RECONNAÎTRE.

Le lait de vache, dont on fait une si grande consommation dans toutes les villes, a été de tout temps soumis à des falsifications nombreuses. L'histoire de cette partie de l'hygiène publique a été parfaitement retracée par M. Chevallier dans son *Dictionnaire des altérations et falsifications des substances alimentaires*. Cet auteur y a joint l'énumération de tous les moyens qui ont été proposés pour arriver à la connaissance plus ou moins prompte, plus ou moins certaine de ces altérations.

Mais ce qui ressort évidemment de ce travail, c'est que, jusqu'ici, d'une part, c'est l'addition de l'eau qui constitue la fraude la plus fréquente ; et en deuxième lieu, c'est qu'il n'existe aucun instrument qui puisse, d'une manière précise et rapide, indiquer la nature des falsifications que le lait a pu subir.

Ainsi, on a tour à tour cherché à constater les déperditions directes de beurre, les altérations de la quantité des matières solides, et la présence plus ou moins grande des quantités d'eau. Nous pouvons facilement établir qu'aucun des moyens proposés, sans nous occuper en ce moment du temps nécessaire à l'opération, ne peut donner de renseignements exacts, au point de vue des falsifications.

Ces falsifications ont lieu, à peu près dans l'ordre de leur fréquence, de la manière suivante, par l'addition dans le lait :

1° D'eau ;

2° De sucre de fécule ;

3° De farine, amidon ou fécule ;

4° De dextrine ;

5° D'infusion de matières amylacées (riz, orge, son) ;

6° De matières gommeuses ;

7° De jaunes d'œufs, de blancs d'œufs ;

8° De sucre de canne, caramel, cassonade ;

9° De gélatine, ichthyocolle ;

10° Jus de réglisse, carottes cuites ;

11° Débris de cervelle de veau ;

12° Sérum de sang ;

13° Divers sels (bicarbonate de soude).

Nous passons ici sous silence tous les procédés chimiques à l'aide desquels les falsifications dont nous parlons peuvent être décelées. Il ne s'agit que des instruments de physique au moyen desquels on a essayé de signaler les fraudes.

Les instruments basés sur la densité du lait tombent en défaut, toutes les fois que le débitant ayant mis, par exemple, demi ou quart d'eau dans le liquide, y a ajouté, soit de la dextrine, soit du bicarbonate de soude, soit de la fécule, de la farine, des émulsions amylacées, etc. Si l'instrument donne des renseignements vrais quand il ne s'agit que de constater l'addition de l'eau, il n'en fournit plus que de très imparfaits, dans le cas contraire.

Ainsi, le lactomètre ou le crémomètre de MM. Quevenne et Dinocourt, le lactodensimètre de M. Quevenne, et le galactomètre centésimal de MM. Chevallier, O. Henry et Dinocourt, ne peuvent parer à ces inconvénients. L'industriel sait parfaitement composer des densités artificielles, et l'instrument, qui ne joue ici qu'un rôle passif, accuse une densité qui peut en effet donner le chiffre légal ou normal, mais sans qu'il décèle la nature des matières solides en solution ou en suspension dans le lait, qui font elles-mêmes cette densité.

Ajoutons que l'usage du crémomètre demande vingt-quatre heures de temps.

Le galactomètre exige un calcul et trois opérations successives ; et si l'on veut obtenir la quantité de crème, il faut recourir au crémomètre, et le temps de l'opération devient très prolongé.

Ainsi que le premier instrument, il ne peut pas servir à

indiquer la nature des substances solides , et, par suite, les quantités relatives d'eau introduites.

Le lactodensimètre est un aréomètre qui prend également pour base l'écrémement du lait et l'addition de l'eau. Mêmes sources d'erreurs. — Et de plus , après qu'on a déterminé avec lui si l'on a eu affaire à un lait écrémé ou non , il faut recourir au crémomètre et à la pesée du lait écrémé.

Le lactoscope de **M.** Donné ne donne que la richesse du lait en beurre ; il est basé sur l'opacité que les globules et les matières grasses communiquent au lait. Mais n'y a-t-il donc que de semblables globules qui rendent le lait opaque ? Presque tous les corps que l'on introduit dans le lait pour le falsifier produisent cet effet. Un semblable instrument manque donc tout à fait son but ; et de tous ceux qui ont été proposés, il est peut-être le moins utile, en ce sens qu'il est le plus trompeur. **M.** Poggiale a proposé de doser le sucre de lait ; c'est là évidemment un essai très heureux , mais le moyen proposé est d'un emploi difficile et délicat. Il faut, pour qu'une semblable méthode soit acceptable, que le procédé soit simple, *facile* à pratiquer et *rapide*.

Et d'ailleurs **M.** Poggiale , par ce moyen , indique seulement les quantités de *sucre*. Mais si le lait a été altéré avec de la dextrine ou du sirop de fécule , son moyen manque de précision, et ne dit plus ce qu'on a besoin de savoir.

Le deuxième procédé de **M.** Poggiale, celui de doser le sucre par l'appareil saccharimétrique de **M.** Soleil , est de tous le meilleur ; mais avec cet instrument, on ne peut examiner que des liquides non colorés, et, dans ce cas encore, l'addition de la dextrine n'est pas prévue ni précisée.

M. Ch. Lamy s'est le plus rapproché de la solution de la question : il a ajouté en diverses proportions de la dextrine au lait, et a dressé une table des déviations obtenues ; mais il n'a pas donné de chiffres comparatifs.

Noüs avons cherché à simplifier l'opération, et à la rendre accessible à l'agent le plus ignorant de la physique.

En premier lieu, voulant nous débarrasser des matières solides du lait si souvent falsifiées, et ne songeant qu'à l'addition de l'eau, comme à la fraude la plus fréquente, nous avons fait construire un instrument destiné à mesurer exactement les quantités d'eau contenues dans le sérum du lait.

Cet instrument, quand il ne s'agit que de mesurer l'eau du sérum, est parfait ; nous l'avons appelé *hydro-lactomètre*, car la quantité d'eau du sérum est la quantité d'eau du lait. Mais si l'on ajoute de l'eau au lait, et que, pour masquer cette fraude, on introduise un peu de dextrine ou de bicarbonate de soude, tout de suite la densité du sérum s'en ressent, et les indications fournies par l'hydro-lactomètre n'ont plus de valeur. — Avant de donner le moyen de reconnaître les quantités d'eau ajoutées au lait, nous avons cru devoir présenter le tableau suivant ; s'il montre les falsifications que l'introduction de l'eau détermine dans le lait, il enseigne surtout la nécessité qu'il y a de pouvoir les signaler promptement et sûrement, dans l'intérêt de la santé publique.

Analyse de quatorze échantiilons de lait recueillis dans les hôpitaux et dans la ville, et rangés d'après les quantités d'eau qu'ils contenaient.

	Rue des Morneaux, n. 7.	Hôpital des Enfans, rue de Sèvres. •	Hôpital Saint-Louis.	Hôpital de la Charité.	Rue ou Bac, au coin de la rue de Grenelle.	Rue des Pyramides.	Hôpital des Enfants, rue de Sèvres.	Rue Saint-Roch, n.5.	Hôtel-Dieu.	Hospice Incurables femmes.	Rue l'Évêque, n. 19.	Rue de la Sonrdière, n. 8.	Rue de la Banque, n. 2.	Maison nationale de santé.
Densité.	1050.01	1051.58	1050.00	1055.00	1052.33	1051 56	1050.57	1029 28	1032.86	1029 87	1051.88	1026.21	1050.03	1022.09
Poids de l'eau.	849.67	861.88	872.68	876.09	876.69	880.66	885.00	887.68	888.68	893 68	894.14	906.95	911.33	972 35
— des parties solides	150.33	138.11	127.52	123.31	123.31	119.34	115.00	112.32	111.52	106.24	105.86	93.03	88.67	77.63
— du caséum et des matieres extractives et sels par incinération	46.06	64.72	33.89	49.32	50.72	43.64	57.18	45.95	48.44	52.10	46.10	26.93	41.47	26.22
— du sucre.	43.94	31.83	46.16	58.48	41.60	37.96	51.25	55.11	53.56	27.82	37.96	36.27	31.20	20.80
— du beurre.	60.53	41.54	47.27	55.51	50.99	35.74	26.59	51.26	27.52	26 32	21.80	29.85	16.00	30.63

On voit tout de suite quelles modifications offre le lait, selon les divers quartiers où il a été recueilli. L'eau varie de 849 à 972. Il faut cependant remarquer que, dans la première analyse, il y a eu certainement introduction dans le lait de substances dont nous n'avons pas recherché la nature, et qui font élevé le poids des parties solides à 150. Cette expérience ne doit donc être acceptée qu'avec réserve au point de vue de la falsification par l'eau. Presque partout ailleurs on s'aperçoit que le poids du beurre diminuer sensiblement avec l'augmentation de l'eau, et tombe de 60,23 à 16,00.

Le sucre a généralement été atteint de la même manière ; avec 972,35 d'eau, son chiffre s'abaisse à 20,80. Il faut donc renoncer entièrement à l'usage des aréomètres.

Mais il devenait nécessaire, pour arriver à connaître rapidement les quantités d'eau contenues dans le lait, de trouver un procédé qui ne fût gêné dans son action, ni par la nature des substances solides renfermées dans le liquide, ni par l'addition possible des sels et de la dextrine. Le sucre étant en solution complète dans le sérum, il s'agissait de faire disposer un instrument commode, simple, dont les indications fussent suffisamment exactes et les données fournies avec rapidité. C'est encore à l'appareil saccharimétrique que nous avons eu recours. Mais cette fois, il a été modifié de la manière suivante.

Au lieu d'un instrument non portatif monté sur un pied lourd à déplacer, long de près de 50 centimètres, ayant besoin d'une lampe accessoire, etc., etc., nous avons fait construire un petit polarimètre, qui n'a pas 30 centimètres de longueur et 2 centimètres de diamètre.

Ce petit appareil, comme ceux de cette nature destinés à mesurer dans un liquide la proportion d'une substance qui a la propriété de faire tourner le plan de polarisation d'un rayon de lumière, est essentiellement composé d'un tube creux portant à chaque extrémité un prisme de Nicol. On appelle ainsi un prisme biréfringent de spath d'Islande taillé de manière qu'un seul des rayons réfractés le traverse longitudinalement. On ne doit donc considérer chaque prisme dans l'appareil que comme donnant passage à un faisceau de lumière polarisée.

Cela posé, si l'on dirige le tube muni de ses deux prismes, de façon qu'un seul faisceau de lumière tombe sur un des prismes, et qu'on puisse examiner à travers le second prisme comment la lumière se comporte, en passant successivement à travers des substances diverses, on observe des effets qui dépendront, et de la position relative des deux prismes, et de la nature du liquide que l'on mettra dans le tube.

Pour bien préciser les faits, nommons *polariseur* le prisme antérieur par lequel arrive le faisceau de lumière, soit diffuse, soit provenant d'une lampe; nommons *analyseur* le second prisme qui se trouve près de l'œil de l'observateur; appelons également *section principale des prismes* un plan perpendiculaire à la face antérieure et postérieure de chaque prisme, et qui contient l'axe de double réfraction.

Si l'on examine une lumière à travers les deux prismes, quand il n'y a rien dans le tube intermédiaire, et quand les sections principales des deux prismes sont parallèles, on verra le faisceau lumineux avec son maximum d'intensité; mais si l'on tourne l'analyseur autour de l'axe du tube, le polariseur restant fixe, dès que les sections principales seront à angle droit, toute lumière cessera.

Si, dans cette position de l'instrument, on place un liquide, tel que de l'eau pure, de l'eau salée, etc., dans le tube, et que la substance dissoute n'ait pas la propriété de faire tourner le plan de polarisation des rayons lumineux, cela ne changera pas les conditions de l'expérience, et l'obscurité restera la même tant que les sections principales seront croisées. Mais si le liquide renferme de l'albumine, du sucre, etc., alors la lumière se trouvera rétablie, et pour arriver à l'obscurité, il faudra tourner l'analyseur de 5, 6 degrés, etc., d'un côté ou de l'autre, pour éteindre de nouveau la lumière, suivant la nature de la substance. Cela indique que la substance exerce un *pouvoir rotatoire sur le plan de polarisation des rayons lumineux.*

La quantité dont on aura tourné l'analyseur, étant proportionnelle à la quantité de substance active placée dans le tube, pourra servir à déterminer combien on a employé de substance active, si l'on a fait des expériences préliminaires à ce sujet.

Quand on opère avec une lumière intense, et que la substance active donne 10 à 20 degrés de rotation, on n'arrive pas à l'extinction complète de l'image dans les conditions ordinaires, car les rayons lumineux étant inégalement déviés donnent des colorations diverses. On peut, dans ce cas, mettre en avant du *polariseur* un verre rouge qui ne laisse passer que des rayons rouges homogènes (du spectre solaire), et alors, en opérant, on arrive à l'extinction de la lumière, comme il a été dit plus haut. On peut, dans ces conditions, opérer avec une forte lampe (1).

Avec cet instrument nous avons établi une série d'expériences destinées à mesurer exactement les quantités de sucre de lait contenues dans un liquide. Ces quantités sont proportionnelles aux quantités d'eau. On peut en juger par le tableau suivant :

SÉRIES	DEGRÉS DE DÉVIATION.		
D'EXPÉRIENCES.	Pureté du liquide.	1/2 eau.	5/4 eau.
1° Solution de sucre.	37°,30'	18°,15'	9°,15'
2° Sérum coagulé naturellement. . . .	4°	2°	1°
3° Sérum coagulé artificiellement. . . .	6°	3°	1°,30'

et ainsi de suite.

(1) Voir, pour plus de détails, notre travail supplémentaire, à la fin de ce mémoire.

Nous avions ainsi les éléments nécessaires pour dresser une table à l'usage de cet instrument, mais cela ne suffisait point. Nous avons fait le même travail avec la dextrine et des sels divers. Or nous sommes arrivés à ce résultat, que la dextrine donne une déviation trois ou quatre fois plus considérable que celle du sucre de lait, et telle, en quantité très minime, que le sucre de lait normal ne peut jamais accuser. Quand on ajoute de la dextrine au lait, c'est afin de lui rendre la saveur sucrée que l'addition de l'eau lui a fait perdre. Or, dans ce cas, cette adjonction est telle et *doit* être telle, que la quantité de dextrine au point de vue polarimétrique est *considérable* et est immédiatement signalée. C'est à quoi n'ont pas songé ceux qui ont cru qu'en cas d'addition d'eau on pourrait trouver le chiffre de dextrine nécessaire pour reproduire la quantité de sucre absente. Cela est, en effet, possible ; mais ce lait-là ne pourrait pas se vendre, ce serait de l'eau colorée en blanc et sans saveur. Le but du marchand serait manqué : il ne pourrait pas tromper l'acheteur. Les sels n'ont aucune action, c'est-à dire ne possèdent aucun pouvoir rotatoire sur le plan de polarisation des rayons lumineux.

Nous étions donc en possession de l'instrument et du procédé que nous cherchions.

C'est aussi cet instrument que nous proposons.

Voici la manière de s'en servir. On coagule le lait (1) ; il suffit d'obtenir 9 à 10 grammes de sérum. Ce sérum est introduit dans le tube, et soit à la lumière du jour, soit à celle d'une bougie, on examine la déviation produite.

Or, d'après la table ci-jointe, on déterminera immédiatement les quantités de sucre, et par suite celles de l'eau.

---

(1) Comme nous l'avons dit au début de ce travail, on peut y ajouter, pendant cette opération, un peu d'acétate de plomb solide, qui précipite l'albumine que contient le lait.

Usage du petit polarimètre.

DEGRÉS.   VALEUR EN SUCRE (1).

1 . . . . 11 grammes sur 1000 grammes de lait.
3/4. . . . 7,25   »   »
1/2. . . . 5,50   »   »
1/4. . . . 2,75   »   »

Exemple. Si l'instrument accuse 3 degrés 1/2 (la 1/2 reconnue approximativement, soit à l'œil, soit à la loupe), on multiplie 3 par 11, et l'on ajoute la valeur de la 1/2 ; ce qui donne 33 + 5,50, ou 38,50 grammes de sucre sur 1000 grammes de lait. Si l'on veut avoir le *chiffre précis*, il faut se rappeler que chaque minute du *grand polarimètre* = 0,18 de sucre sur 1000 grammes. Alors on traduit ou l'on transforme en minutes les 3 degrés et 1/2 accusés par le petit polarimètre. Le degré représentant 60 minutes, on a 180 + 30′ = 210′. Ces 210′ × 0,18 donnent 37,80 ; ce qui est la quantité précise de *sucre* qu'on avait à déterminer. On voit que de 38,50 à 37,80, la différence n'est pas très sensible.

Enfin, avant tout, il faut savoir que la loi ne doit permettre qu'une déviation de 3 degrés 3/4 à 4 degrés. — Au-dessous de 3 degrés 1/2, il y a fraude et introduction d'*eau dans le lait.*

(1) Elle est ici au-dessous de la vérité, mais suffisamment approximative. (Voir notre travail supplémentaire.)

ANESSE. — CHÈVRE. — JUMENT. — CHIENNE. — BREBIS.

Tableaux comparatifs.

ANESSE.

N° 1. — *Tableau général de la composition du lait d'ânesse d'après les principaux auteurs, sur 1000 grammes.*

	LUISCIUS et BONDT.	DUMAS.	PÉLIGOT.	SIMON.	LEHMANN.	VERNOIS ET BECQUEREL. (11 cas.)
Densité	»	1023 à 1035	1030 à 1035	»	1023 à 1035	1034.57
Poids de l'eau.	»	»	904.70	»	795 à 789.10	890.12
— des parties solides. .	»	»	95.30	»	205.00 à 210.90	109.88
— du sucre .	»	»	62.90	»	68.00 à 62.90	50.46
— du caséum	23.00	»	19.50	»	16.00 à 19.00	55.65 et matières extractives.
— du beurre.	»	»	12.90	12.10	121.00 à 129.00	18.53
— des sels . .	»	»	»	»	»	5.24 par incinération (1).

N° 2. — *État physiologique. 11 cas.*

	MOYENNE.	MAXIMUM.	MINIMUM.
Densité	1034.57	1039.83	1030.31
Poids de l'eau	890.12	914.00	850.68
— des parties solides	109.88	149.32	86.00
— du sucre	50.46	58.45	35.56
— du caséum et matières extractives	35.65	68.67	17.62
— du beurre	18.53	44.93	4.15
— des sels par incinération . . .	5.24	6.88	5.00

(1) Voir pour le chiffre de l'albumine notre travail supplémentaire.

CHÈVRE.

Nº 1. — *Tableau général de la composition du lait de chèvre, d'après les principaux auteurs, sur 1000 grammes.*

	STRIPTMAN LUISCIUS ET HONDT.	JOBN.	BOYSSON.	BARBARE (*Moniteur,* 26 janvier 1823). Chèvre Cachemire.	Chèvre Thibet.	Chèvre métis indigène.	Chèvre indigène.	CLEMM.	CHEVALLIER et HENRY.	PAYEN.	QUEVENNE.	DONNÉ.	LEHMANN.	VERNOIS et BECQUEREL. 7 cas.
Densité	»	»	»	»	»	»	»	»	»	»	»	»	1036.00	1033.53
Poids de l'eau. . . .	819.40	859.50	896.50	905.55	909.00	908.10	927.60	853.44	869.00	855.40	878.40	819.40	de 886.60 à 884.20	844.90
— des parties solides	180.60	140.50	103.50	94.45	91.00	91.90	72.40	146.88	131.00	144.60	121.60	180.60	de 113.40 à 155.80	155.40
— du beurre	45.60	41.70	29.90	9.00	8.35	7.95	5.50	42.50	32.20	40.80	36.70 albumine coagulée.	45.60	de 33.20 à 42.50	56.87
— du caséum . .	91.20	105.40	52.90	45.45 et matières extractives.	45.65 à matières extractives.	45.90 à matières extractives.	39.95 et matières extractives.	60.32	40.20	45.20 sels insolubles.	27.60	43.80	de 40.20 à 60.30	55.44 matières extractives.
— du sucre	43.80	23.40	20.70	40.00	37.00	38.05	26.95	44.06	52.80	58.60	57.30	94.20	de 40.00 à 53.00	36.94
— du beurre. . .	»	»	»	»	»	»	»	»	5.80	»	»	»	»	6.48 par incinération (1).

Nota. . { M. Dumas donne 1036 pour la densité. / M. Brisson — 1034 id.

(1) Pour le chiffre de l'albumine, voir notre travail supplémentaire.

Nº 2. — *État physiologique, 7 cas.*

	MOYENNE.	MAXIMUM.	MINIMUM.
Densité	1033.53	1037.74	1031.05
Poids de l'eau	844.90	877.39	826.72
— des parties solides.	155.40	173.28	131.24
— du beurre	56.87	87.32	29.18
— du caséum et matières extractives.	55.44	70.76	39.98
— du sucre.	36.94	43.28	31.20
— des sels par incinération. . .	6.48	7.11	5.82

11*

N° 3. — *Résumé de l'alimentation.*

	Paille et luzerne.	Betteraves.	Moyenne normale.
Densité	1031.10	1026.85	1033.53
Poids de l'eau.	858.68	888.77	844.90
— des parties solides	111.32	111.23	155.10
— du beurre			
— du caséum et matières extrac-	52.54	33.68	56.87
tives	47.38	33.81	55.14
— du sucre.	35.47	38.02	36.91
— des sels par incinération . . .	5.93	5.72	6.18

Il en résulte qu'au point de vue de la nutrition générale, la nourriture à la paille et à la luzerne est préférable : que, quand on désirera un lait léger, il faudra conseiller le lait obtenu par les betteraves ; le *beurre* et le *caséum* sont considérablement augmentés dans le 1er cas.

N° 4. — *Chèvres nourries à la paille et à la luzerne exclusivement, 2 cas.*

	3 Ter.	3 Quater.
Densité	1031.75	1030.45
Poids de l'eau.	892.59	824.67
— des parties solides	107.41	175.33
— du beurre.	29.09	76.04
— du caséum et matières extractives . .	37.27	57.50
— du sucre	34.97	35.98
— des sels par incinération.	6.08	5.84

N° 5. — *Chèvres nourries aux betteraves exclusivement, 2 cas.*

	3 Ter (*bis*).	3 Quater (*bis*).
Densité.	1026.75	1026.96
Poids de l'eau	889.77	887.74
— des parties solides.	110.23	112.26
— du beurre.	35.77	31.60
— du caséum et matières extractives. . .	31.36	36.26
— du sucre.	37.70	38.35
— des sels par incinération	5.40	6.05

JUMENT.

N° 1. — *Tableau général de la composition du lait de jument d'après les principaux auteurs sur 1.000 grammes.*

	LUISCIUS et BONDT.	CLEMM.	SIMON et LEHMANN.	VERNOIS et BECQUEREL.
Densité.	»	1020.50	1034 à 1045	1033.74
Poids de l'eau	»	826.00	»	904.30
— des parties solides.	»	174.00	»	95.70
— du caséum.	»	17.00	»	55.55
— du sucre.	»	87.50	»	32.76 et matières extractives.
— du beurre	45.00	69.50	»	24.56
— des sels.	»	»	»	5.23 par incinération.

NOTA. BRISSON d'après DUMAS (*Chimie médicale*, page 628) donne pour la densité 1034.

N° 2. — *État physiologique, 2 cas.*

	MOYENNE.	MAXIMUM.	MINIMUM.
Densité.	1033.74	1035.28	1032.21
Poids de l'eau	904.30	904.84	903.75
— des parties solides.	95.70	96.25	95.16
— du caséum et matières extrac- tives	33.35	54.47	12.23
— du sucre.	32.76	37.18	28.34
— du beurre	24.36	40.78	7.74
— des sels par incinération	5.23	5.50	4.97

CHIENNE.

N° 1. — *Tableau général de la composition du lait de chienne,
d'après les principaux auteurs.*

	BEUSCH.	DUMAS.	CLEMM.	SIMON, moyenne de 2 expériences.	LEHMANN.	VERNOIS et BECQUEREL (4 cas).
Densité	»	de 1033 à 1036	1033.00	»	»	1041.62
Poids de l'eau . .	»	»	»	648.10	»	772.08
— des parties solides	»	»	»	551.90	»	227.92
— du caséum . .	de 85.40 à 102.40	de 97.50 à 156.00	»	160.00	»	116.88 et matières extractives.
— du beurre . .	de 107.50 à 109.50	de 73.20 à 124.00	»	147.50	»	87.95
— du sucre. . .	»	»	»	29.50	»	15.29
— des sels. . . .	»	»	»	14.90	12 à 15	7.80 par incinération.

N° 2. — *Etat physiologique. 4 cas.*

	MOYENNE.	MAXIMUM.	MINIMUM.
Densité.	1041.62	1044.71	1038.54
Poids de l'eau.	772.08	809.34	704.68
— des parties solides	227.92	295.32	190.66
— du caséum et matières extractives.	116.88	176.60	55.90
— du beurre	87.95	113.27	73.33
— du sucre.	15.29	37.24	00.00
— des sels par incinération . . .	7.80	10.36	5.25

Dans un cas, nous n'avons pas trouvé de sucre. Le chien avait été probablement nourri presque exclusivement avec de la chair animale. M. Dumas (*Chimie médicale,* page 637), dit que sous cette influence le *sucre* disparaît du lait des carnivores. Ce fait tendrait à confirmer l'opinion de M. Dumas.

BREBIS.

N° 1. — *Tableau général de la composition du lait de brebis, d'après les principaux auteurs.*

	VAN STIPTRIAN LUISCIUS et BONDT.	CHEVALLIER et HENRY.	LEHMANN.	VERNOIS et BECQUEREL, moyenne de 4 expér.
Densité	»	»	de 1035.00 à 1041.00	1040.98
Poids de l'eau , ...	632.00	»	861.00	832.32
— des parties solides	368.00	»	139.00	167.68
— du caséum.	133.00	»	40.20	69.78 et matières extractives.
— du beurre	58.00	42.00	42.00	51.31
— du sucre	42.00 113 (crème).	»	50.00	59.43
— des sels.	»	»	6.80	7.16 par incinération.

MM. DUMAS (*Ch. méd.*, page 649) donne 1035 à 1041 pour la densité.
BRISSON (*Dumas Ch. méd.*, page 628) donne 1040-90.

N° 2. — *Etat physiologique, 4 cas.*

	MOYENNE.	MAXIMUM.	MINIMUM.
Densité.	1040.98	1045.03	1037.02
Poids de l'eau	832.32	856.45	809.35
— des parties solides.	167.68	190.65	143.85
— du caséum et matières extractives	69.78	88.62	60.93
— du beurre	54.31	82.23	28.54
— du sucre.	39.43	44.04	33.89
— des sels par incinération. . . .	7.16	8.25	6.50

Tableau comparatif de la constitution du lait à l'état physiologique.

Chez la	Densité.	Poids de l'eau.	Poids des parties solides.	Poids du sucre.	Poids du caséum et matières extractives.	Poids du beurre.	Poids des sels par incinération.
Femme .	1032.67	889.08	110.92	43.64	59.24	26.66	1.58
Vache. .	1033.38	864,06	135.94	38 03	55.15	36.12	6.64
Anesse. .	1034.57	890.12	109.88	50.46	35.65	18 55	5.24
Chèvre .	1033.53	844.90	155.10	36.91	55.14	56.87	6.18
Jument.	1033.74	904.50	95.70	32.76	33.55	24.56	5.23
Chienne.	1041.62	772.08	227.92	15.29	116.88	87.95	7.80
Brebis. .	1040.98	832.32	167.68	59.43	69.78	51.51	7.16

Ordre d'importance des éléments du lait dans chaque espèce.

1° Femme.   .   .   .   .   .
- Sucre.
- Caséum.
- Beurre.
- Sels.

2° Vaches.   .   .   .   .   .
- Caséum.
- Sucre.
- Beurre.
- Sels.

3° Anesse.   .   .   .   .   .
- Sucre.
- Caséum.
- Beurre.
- Sels.

4° Chèvre.   .   .   .   .   .
- Beurre.
- Caséum.
- Sucre.
- Sels.

5° Jument.   .   .   .   .   .
- Caséum.
- Sucre.
- Beurre.
- Sels.

$$6^e \text{ Chienne. } . \quad . \quad . \quad . \quad . \quad \left\{ \begin{array}{l} \text{Caséum.} \\ \text{Beurre.} \\ \text{Sucre.} \\ \text{Sels.} \end{array} \right.$$

$$7^e \text{ Brebis. } . \quad . \quad . \quad . \quad . \quad \left\{ \begin{array}{l} \text{Caséum.} \\ \text{Beurre.} \\ \text{Sucre.} \\ \text{Sels.} \end{array} \right.$$

Classification comparative des laits selon la valeur de leurs éléments.

1o Selon la densité.	2o Selon le poids de l'eau.	3° Selon le poids des parties solides.	4o Selon le poids du sucre.	5° Selon le poids du caséum.	6o Selon le poids du beurre.	7o Selon le poids des sels.
Chienne.	Jument.	Chienne.	Anesse.	Chienne.	Chienne.	Chienne.
Brebis.	Anesse.	Brebis.	Femme.	Brebis.	Chèvre.	Brebis.
Anesse.	Femme.	Chèvre.	Brebis.	Vache.	Brebis.	Vache.
Jument.	Vache.	Vache.	Vache.	Chèvre.	Vache.	Chèvre.
Chèvre.	Chèvre.	Femme.	Chèvre.	Femme.	Femme.	Anesse.
Vache.	Brebis.	Anesse.	Jument.	Anesse.	Jument.	Jument.
Femme.	Chienne.	Jument.	Chienne.	Jument.	Anesse.	Femme.

Après avoir tracé ces tableaux, il devient inutile de relater ici toutes les opinions émises par les auteurs sur la comparaison des divers laits des espèces domestiques, soit avec celui de la femme, soit entre elles. — Ces tableaux dont le plus exact, sans contredit, est inséré dans le *Traité de chimie* de M. Regnault, donnaient, ou le résumé des connaissances acquises alors, ou l'opinion propre des auteurs eux-mêmes, ou le résultat d'analyses opérées par des chimistes dont les procédés variaient selon chaque auteur. C'était là surtout le point capital de l'erreur. Dans les tableaux qui représentent la composition générale du lait, d'après les auteurs, et qui précèdent nos recherches sur chaque lait en particulier, on peut voir quel était l'état de la science avant nous, et les différences qui séparent nos analyses de celles qui les ont précédées. En donnant aujourd'hui l'analyse complète et comparative du lait dans sept espèces, d'après un procédé uniforme, nous avons introduit dans cette étude une exactitude et une régularité qui n'existaient pas avant nous.

Les chimistes, les industriels, les médecins surtout pourront retirer de ces tableaux, et des études spéciales qui les ont préparés, d'utiles enseignements. Il leur deviendra plus facile de rapprocher un lait d'un autre, par les affinités réelles de la composition chimique. C'est ainsi que le lait d'ânesse est celui qui se rapproche le plus du lait de la femme. Le lait de la vache et de la jument, le lait de la chienne et de la brebis, se ressemblent surtout par l'ordre d'importance de leurs éléments constitutifs qui est le même et qui les éloigne par conséquent de celui de la femme dont ils diffèrent. Le lait de la chèvre fait encore une section à part. — C'est surtout à la quantité des éléments, aux usages qu'on veut remplir, qu'on doit surtout faire attention quand on choisit un lait plutôt qu'un autre. On a vu à propos de l'alimentation pour la chèvre, combien de modifications s'opèrent dans le lait, sous cette influence. Cet objet doit encore être le sujet de longues et patientes recherches.

BIBLIOGRAPHIE.

1738.   Mauriceau, *Observations sur la grossesse*, etc.
1747.   Levret, *Traité des accouchements.*
1769.   Van Swieten, *Commentaires de Boerhaave.*
1787-88. Stip., Luiscius et Bondt, *Mémoires de la Société royale de médecine de Paris.*
1787-88. Boysson, *Mémoires de l'Académie des sciences de Paris.*
1790.   Deyeux et Parmentier, *Annales de chimie*, t. VI, p. 183. *Idem*, t. XVII.

1799.   Les mêmes, *Précis d'expériences et observations sur les différentes espèces de lait.*

1816.   Meggenhofen, *Dissertatio system. indagationem lactis mulieris. Chemica.* Francfort-sur-le-Mein.

1817.   *Nouveau Dictionnaire d'histoire naturelle* (Déterville), article Lait.

1818.   *Dictionnaire des sciences médicales*, article Lait, t. XXVII, p. 177.

1823.   Barruel, *Analyse du lait de chèvre* (*Moniteur*, 26 janvier). — *Considérations hygiéniques sur le lait vendu à Paris, comme aliment.* (*Annales d'hygiène*, t. I, pag. 404.)

1823.   Gmelin, *Chimie organique*, p. 196.

1826.   Denis, *Recherches d'anatomie et de physiologie pathologique sur les maladies des enfants nouveau-nés.*

1827.   Thenard, *Traité de chimie*, t. IV, p. 621.

1828.   Billard, *Traité des maladies des enfants*, 3ᵉ édit., 1837.

1836.   Péligot, *Annales de physique et de chimie*, t. VI.

1837.   Donné, *Du lait, et en particulier de celui des nourrices.* — *Cours de microscopie, anatomie microscopique et physiologie des fluides de l'économie*, 1844, pag. 347 à 474. — *Conseils aux mères sur l'allaitement.* 1846.

1837.   Brachet, *Traité des convulsions.*

1838.   Simon, *Die Frauenmilch nach ihrend chemischen und physiologischen Verhalten dargestellt*, Berlin.

1839.   Chevallier et Henri, *Journal de pharmacie*, t. XXV.

1839.   Boussingault et Lebel, *Annales de physique et de chimie*, t. LXXI.

1839.   Lecanu, *Journal de pharmacie*, t. XXV.

1839.   Payen, *Annales de chimie et de physique.*

1839.   Huzard, *Rapport sur la maladie aphtheuse des vaches laitières.* (*Annales d'hygiène*, t. XXII, pag. 269.)

1840.   Herberger, *Archiv. der Pharmac.*, t. XXI.

1841.   Quevenne, *Annales d'hygiène*, t. XXVI, pag. 5, 257; t. XXVII, pag. 241.

1841.   Devergie, *Mémoire sur la valeur de l'examen microscopique du lait dans le choix d'une nourrice.* (*Mémoires de l'Académie de médecine*, t. X, pag. 206.)

1842.   Lhéritier, *Chimie pathologique.*

1842.   Gaultier de Claubry, *Sur la sophistication du lait au moyen des matières cérébrales. (Annales d'hygiène*, t. XXVII, pag. 287.)

1842.   Berton, *Traité des maladies des enfants.*

1842.   Barrier, *Traité des maladies des enfants.*

1842.   Chailly, *Traité d'accouchement.* 3ᵉ édition augmentée, Paris, 1853.

1843.   Haidlen, *Annalen der Chem. und Pharm.*, t. XLV.

1843.   Dumas, *Traité de chimie*, t. VI.

1844.   Clemm, dans *Handvœrterbuch der Physiol.*, von Wagner. Braunschweig, t. II, art. Milch, von Cherer.

1844.   Bensch, *Annalen der Chim. und Pharmac.*, t. LI.

1845.   Clemm, *Inquisit. Chem.*, Gœtting.

1845.   Dumas, *Annales des sciences naturelles*, t. IV.

1845.   Bouchut, *Manuel des maladies des enfants nouveau-nés.*

1846.   Dumas, *Chimie physiologique et médicale.*

1846.   F. Hœfer, *Dictionnaire de chimie et de physique*, p. 215.

1849.   Poggiale, *Comptes-rendus des séances de l'Académie des sciences de Paris*, t. XXVIII, p. 505.

1850.   Regnault, *Traité de chimie.*

1850.   Lehmann, *Lehrbuch der physiol. Chimie*, t. I.

1851.   Jolly, *Thèse de Paris.*

1852.   Bouchut, *Traité des maladies des enfants.*

1853.   Nat. Guillot, *Union médicale*, février, nᵒ 5.

Et depuis la terminaison de ce travail :

1852.   Doyère, *Mémoire sur le lait (Annales de l'Institut agronomique).*

1852.   Robin et Verdeil, *Traité de Chimie anat. et physiologique.*

MÉMOIRE SUPPLÉMENTAIRE.

Les travaux récents que nous avons faits *relativement* à l'analyse du lait, ont donné naissance à quelques objections qui se sont produites avec une telle insistance, nous pourrions dire même, avec une telle acrimonie que nous n'avons nullement l'intention de suivre sur le même terrain les personnes qui les ont ainsi exposées.

Nous désirons cependant qu'il ne reste dans l'esprit des médecins, qui voudront bien nous lire, aucun doute sur la valeur de nos travaux, et parmi les objections dont nous parlons, nous ne choisirons que celles qui ont pour elles au moins l'*apparence scientifique*. Voici les points que nous allons essayer de démontrer.

I. Les appareils polarimétriques, construits avec tout le soin et toutes les précautions nécessaires, donnent, avec une très grande exactitude, la proportion de sucre contenue dans un volume déterminé d'eau. Cette exactitude est beaucoup plus précise que celle obtenue habituellement à l'aide de procédés chimiques les plus parfaits. Cette proposition, du reste, a été démontrée déjà par les travaux antérieurs de M. Biot, etc.

La quantité de sucre de lait est annoncée avec autant d'exactitude par la déviation polarimétrique à droite, que l'albumine l'est par cette déviation à gauche.

II. Le sérum du lait débarrassé du caséum et du beurre à l'aide de la coagulation du lait, produite par l'élévation de température à 30 ou 40 degrés centigrades (que nous nommons coagulation rapide pour la distinguer de la coagulation naturelle ou lente), et l'addition de deux ou trois gouttes de présure et d'acide acétique, jointes au lait qu'on veut coaguler, le sérum du lait, disons-nous , contient une très faible quantité d'albumine qui ne modifie pas d'une manière sensible la déviation observée. Délivré, au contraire, du caséum, du beurre et de cette faible quantité d'albumine, le sérum ne contient plus qu'une seule substance capable de dévier le plan de polorisation des rayons lumineux, et cette substance est le sucre de lait qui dévie à droite. Avec le sucre de lait, il n'y a plus alors dans le sérum que des matières extractives auxquelles on peut donner , si l'on veut , le nom d'albuminoïdes, mais qui sont totalement incapables de dévier d'une manière quelconque le plan de polarisation des rayons lumineux.

PREMIÈRE PARTIE.

I. Les appareils polarimétriques construits avec tout le soin et toutes les précautions nécessaires, donnent avec une très grande exactitude la proportion de sucre contenu dans un volume déterminé d'eau. Cette exactitude est beaucoup plus précise que celle obtenue habituellement à l'aide des procédés chimiques les plus parfaits.

Deux procédés sont en usage pour apprécier le pouvoir rotatoire des liquides.

Le premier est celui de M. Biot; le second, celui de M. Soleil.

L'appareil, dont M. Biot s'est servi dans ses recherches, a été modifié suivant la nature des substances dont on voulait étudier les effets, et suivant les observations particulières que l'on avait en vue de faire. M. Mitscherlitz l'a modifié d'abord comme nous le dirons plus loin, et nous avons apporté quelques changements à l'appareil proposé par ce chimiste, afin de suivre les recherches que nous avions entreprises. C'est pour ce motif que l'un de nous a appelé l'appareil tel qu'il l'a fait construire *albuminimètre*, c'est-à-dire servant à doser les quantités d'albumine que renferme un volume d'eau.

Nous sommes obligés d'entrer dans quelques détails à l'égard de chacun de ces appareils, afin d'en faire ressortir les qualités comme aussi les inconvénients.

Premier appareil (DE M. BIOT).

M. Biot, auquel on doit la découverte et l'étude de l'action des liquides pour faire tourner les plans de polarisation des rayons lumineux, a fait usage de l'appareil suivant dans ses belles séries des recherches; il se compose (voyez Becquerel, *Traité de physique*, t. II, p. 533) :

1° D'un polariseur qui est une glace noircie, inclinée sous l'angle de polarisation, de manière à réfléchir la lumière des nuées, et placée en dehors de la chambre obscure où est l'observateur.

2° D'un tube renfermant le liquide d'essai et qui doit être traversé par le rayon polarisé.

3° D'un analyseur composé d'un prisme biréfringent achromatique de spath d'Islande, placé au milieu d'un cercle divisé qui a son plan parfaitement perpendiculaire à la direction du tube, et par conséquent à la direction des rayons lumineux. Le tube et l'analyseur doivent être placés dans une chambre obscure.

Lorsqu'on opère avec cet instrument, sans mettre de liquide actif dans le tube, on voit, à l'aide de l'analyseur, deux images qui se réduisent à une dans deux positions du prisme bi-réfringent : 1° lorsque la section principale de celui-ci est parallèle au plan de polarisation des rayons lumineux ; 2° lorsque la section principale est perpendiculaire à ce même plan. Il résulte de là qu'en faisant tourner l'analyseur, à l'aide d'une alidade qui se meut sur le cercle divisé, dans deux positions à 90 degrés du cercle divisé, on ne voit qu'une seule image, et que c'est tantôt l'une, tantôt l'autre qui disparaît.

Si le tube, placé sur le trajet du rayon lumineux entre le polariseur et l'analyseur, contient une substance active, ce n'est plus à droite ou à gauche du plan vertical qui est le plan de polarisation primitif, que des propriétés analogues se manifestent, mais à droite ou à gauche d'un autre plan vertical. Comme cet autre plan indique la position du plan de polarisation des rayons lumineux, on dit que le plan de polarisation a tourné. Cette rotation est proportionnelle à l'épaisseur de la substance active.

Si tous les rayons, qui composent la lumière blanche, éprouvaient la même action, il serait facile, d'après l'extinction d'une des deux images, de mesurer cette rotation. Il n'en est pas ainsi cependant, et il n'y a extinction que quand on opère avec une lumière homogène.

Avec la lumière blanche des nuées, si l'on donne un mouvement de rotation à l'analyseur, on n'observe plus que des images colorées de teintes complémentaires, dont la nuance varie à chaque instant. Mais, d'après les observations de M. Biot, si l'on arrête l'analyseur lorsque l'image extraordinaire a une teinte violette, qu'il a nommée *teinte de passage*, et qu'on évalue l'arc parcouru sur le cadran divisé, à partir de la portion première ou du zéro, on a la rotation du plan de polarisation, relative au rayon jaune moyen du spectre solaire.

Avec un peu d'habitude, on trouve ainsi la rotation d'une substance incolore à un demi-degré près. Quand les liquides sont colorés, on place entre l'analyseur et l'œil de l'observateur un morceau de verre rouge qui ne laisse passer que les rayons rouges du spectre solaire, et l'on opère ainsi par l'extinction complète d'une des deux images.

Cet appareil est fort précis, et permet de mesurer directement l'effet d'une substance active pour faire dévier les plans de polarisation des rayons lumineux. Il a cependant des inconvénients qui l'empêchent d'être un instrument simple et d'être pratiquement employé par les médecins; ces inconvénients sont ses dimensions, la difficulté de sa manœuvre, l'obligation d'avoir une chambre obscure disposée spécialement, enfin la nécessité de ne pouvoir opérer avec une lumière autre que celle des nuées.

Second appareil (de M. Soleil).

M. Soleil, pour la saccharimétrie, a construit un autre appareil fondé sur le même principe que le précédent, et auquel il a donné le nom de *saccharimètre*.

Dans cet instrument, on ne mesure pas directement l'amplitude du mouvement du plan de polarisation, comme dans celui de M. Biot, mais on compense l'action produite par une substance à l'aide d'une autre substance active *normale* dont l'action est inverse et dont l'épaisseur peut varier jusqu'à ce que les actions contraires des deux substances se détruisent complétement ; en sorte qu'au lieu de mesurer directement la déviation du plan de polarisation, on mesure l'épaisseur à donner à la substance compensatrice qui est une plaque de quartz, pour détruire complétement les effets. Une fois cette mesure obtenue, la quantité de substance active que l'on cherche à évaluer est proportionnelle à l'épaisseur de la lame de quartz compensatrice placée en même temps que la substance à analyser sur le trajet des rayons lumineux. Dans cet appareil, on ramène toujours deux parties d'une même image à avoir la même teinte.

Nous ne pouvons décrire ici l'instrument de M. Soleil ; nous nous contenterons de renvoyer le lecteur qui n'y serait pas initié aux traités de physique les plus modernes.

Cet appareil, tout ingénieux qu'il soit, tout simple qu'il paraisse, n'est cependant pas exempt d'inconvénients, et ils sont tels qu'en médecine clinique et en chimie pathologique, on est parfois obligé de renoncer à son emploi.

Le principe de l'appareil de M. Soleil suppose que les actions exercées sur les plans de polarisation des différents rayons lumineux par la substance active que l'on étudie, sont proportionnelles aux actions exercées par le quartz (c'est-

à-dire par la substance compensatrice). Cela n'est pas exact,
dans tous les cas, puisqu'il y a des substances, rares cependant, comme l'a montré M. Biot, dont les effets ne pourraient
être compensés par des lames de quartz. Il est vrai que le sucre, l'albumine, et différents autres corps permettent de com-
penser leur action par des lames de quartz, ce qui fait que
dans ces circonstances, l'appareil de M. Soleil peut être parfaitement employé, mais cela suppose que les dissolutions
sont incolores. Ce sont celles-là seules qui permettent de bien
apprécier l'identité des nuances des deux images.

Ses applications se bornent donc à permettre d'étudier le
sucre de canne, le glucose et le sérum du lait, d'abord obtenus purs et ensuite redissous dans de l'eau claire.

Quant à ces mêmes éléments en dissolution naturelle,
le saccharimètre de M. Soleil n'est d'aucune utilité; c'est
ainsi qu'il est de toute nécessité de renoncer à son usage
pour le sérum du sang (albumine), les urines albumineuses
(albumine), pour les urines diabétiques (glucose), le sérum du lait (lactose), et d'autres encore. Car ces liquides,
sous une épaisseur de 20 à 30 centimètres, sont toujours
colorés.

On a pensé pouvoir en faire usage pour le sérum de lait,
et l'on a eu tort, attendu qu'on ne peut jamais l'avoir absolument incolore, et que vu à travers une épaisseur de 20 à 30
centimètres, il a toujours une teinte jaunâtre ou opaline.
Pour qu'il n'en soit pas ainsi, il faut soumettre le sérum du
lait à des purifications, à des filtrations qui en modifient la
composition et par conséquent le pouvoir rotatoire.

Dans nos recherches, l'appareil de M. Soleil n'a donc pu
nous être d'aucune utilité.

ALBUMINIMÈTRE.

M. Mitscherlitz, avons-nous dit plus haut, a fait usage du
procédé de M. Biot, c'est-à-dire de la mesure directe de la

rotation, mais en apportant plusieurs modifications à l'appareil de ce célèbre physicien.

Ces modifications sont les suivantes :

1° Il remplace le polariseur (glace noire) par un prisme de Nichol qui polarise la lumière par réfraction. On sait que le prisme de Nichol est un prisme biréfringent, taillé de façon qu'un des deux faisceaux lumineux éprouve la réflexion totale, tandis que l'autre pénètre seul dans l'appareil.

2° Au lieu d'employer, comme M. Biot, un prisme biréfringent pour analyseur, il se sert d'un second prisme de Nichol ; il résulte de là qu'on ne voit plus qu'une seule image dans l'appareil, et qu'on peut opérer par extinction, soit avec la lumière blanche pour les liquides incolores, soit avec les verres rouges pour les liquides colorés.

Pour que M. A. Becquerel pût se servir d'un appareil de ce genre comme albuminimètre, il a dû apporter encore d'autres modifications permettant d'arriver à une plus grande approximation dans la mesure de la rotation du plan de polarisation.

Ces modifications sont les suivantes :

1° Le prisme analyseur n'est pas un prisme de Nichol, mais un prisme biréfringent taillé de façon qu'une seule image se trouve dans le champ de vision.

2° Au prisme analyseur est adaptée une lunette qui laisse mieux juger les effets produits, comme dans le saccharimètre de M. Soleil.

3° L'appareil contient un cercle divisé d'un très grand diamètre, qui permet de lire très facilement la minute.

4° Il existe dans les diverses pièces de l'appareil plusieurs mouvements de rotation qui rendent leur jeu plus facile ; ils sont au nombre de trois, indépendants l'un de l'autre : 1° celui du prisme polariseur ; 2° celui de l'alidade du cercle divisé : 3° celui du prisme analyseur ; ce dernier est indépendant de l'alidade, bien qu'à l'aide d'une vis de pression, il puisse faire corps avec ce dernier.

5° L'emploi d'une lumière très intense et très vive qui se rapproche autant que possible de la lumière blanche. Cette lumière est tantôt celle d'une lampe à gaz oxygène de MM. Rousseau frères, tantôt celle d'une lampe à huile essentielle de schiste, dont on concentre les rayons à l'aide d'une lentille de forte dimension.

Cet instrument a de très grands avantages. Ces avantages sont comparatifs ou absolus. Nous allons examiner successivement les uns et les autres.

AVANTAGES ABSOLUS.

1° *L'instrument est très commode à manier.*

2° *Avec lui, l'observation est très facile et donne des résultats plus précis que ne pourrait le faire l'analyse chimique la plus parfaite.*

Il est très commode à manier.

Voici de quelle manière simple on emploie le polarimètre dont il est question.

L'instrument étant dirigé vers la source de lumière fixe, et un verre rouge étant placé sur le trajet des rayons lumineux avant leur arrivée au prisme polariseur, on commence par déterminer le 0 de l'appareil. A cet effet, l'on fait tourner l'alidade et on la fixe de manière que les deux zéros (celui du cercle divisé qui est fixe, et celui de son vernier qui est mobile) viennent coïncider très exactement ; une fois ce but atteint, on les fixe dans cette position au moyen d'une vis de pression ; cela fait, on vise le centre lumineux, et on fait alors tourner le prisme analyseur jusqu'à ce qu'on ait une extinction complète de la seule image visible, ou au moins un minimum lumineux qu'avec un peu d'habitude il est très facile d'obtenir.

L'extinction ou le minimum de lumière obtenu, on serre la

vis du prisme analyseur et le 0 est déterminé. On pourrait le déterminer tout aussi bien en faisant tourner le prisme polariseur, et si l'on n'emploie pas ce dernier mode, c'est que le premier est plus facile, étant plus à la main de l'expérimentateur.

Pour étudier la rotation d'un liquide donné, on remplit un tube de ce liquide, et ce tube est placé dans l'appareil entre les deux prismes : si le liquide interposé ainsi possède un pouvoir rotatoire, l'image vue à travers le système des deux prismes et du tube acquiert plus de clarté ; pour éteindre de nouveau cette image, il faut tourner l'alidade et faire parcourir au vernier un certain nombre de degrés (à droite ou à gauche, selon le sens de la déviation). Le nombre de degrés et de minutes qui existent entre le 0 du vernier et le 0 du cercle fixe, donne la mesure exacte de la rotation : on peut déduire ensuite de cette mesure la quantité de principe actif contenue dans le liquide essayé, si l'on connait d'avance ce principe, et combien l'unité de poids de ce corps dissous dans la même proportion d'eau donnerait de déviation au plan de polarisation.

Des expériences nombreuses nous ont démontré que la déviation pouvait être mesurée très exactement à cinq minutes près, ce qui est la plus grande approximation à laquelle on soit parvenu jusqu'à ce jour pour des liquides colorés.

Souvent l'extinction de l'image a lieu pendant que l'alidade passe par plusieurs degrés de la division du cercle ; on note alors le degré précis où elle commence et celui où elle cesse d'avoir lieu, et l'on prend la moyenne. L'exactitude est sans doute un peu moins grande que dans les cas précédents, mais on arrive néanmoins encore à des résultats précis.

Pour être très certain de l'exactitude des observations, il y a trois précautions indispensables à prendre :

(a) Il faut que l'observateur soit placé dans l'obscurité : il lui suffit pour cela de s'entourer la tête d'un morceau d'étoffe noire et épaisse qui cerne la lunette, point de départ de l'observation, afin que la lumière ambiante ne vienne pas frapper l'œil de l'observateur.

(*b*) On doit toujours faire plusieurs observations avec le même liquide, et prendre la moyenne des chiffres obtenus à chaque opération.

(*c*) Les divisions du cercle qui est fixe, et du vernier, doivent être vues avec une bonne loupe, afin de bien constater la déviation exacte sur le cercle divisé.

Avec l'instrument, l'observation est très facile et donne des résultats plus précis que ne pourrait le faire l'analyse chimique la plus parfaite.

En tenant compte de toutes les précautions, très simples du reste, que nous venons d'indiquer, on acquiert une grande habitude, et il ne faut que quelques minutes pour y parvenir.

Dès que l'on peut voir l'image à travers le liquide dont on veut étudier le pouvoir rotatoire, dès que ce pouvoir rotatoire est notable, on peut en déduire avec la plus grande exactitude et sans aucune chance d'erreur, la quantité du principe actif qui détermine la rotation. Rien n'est perdu, tout agit ; tandis que dans une analyse chimique, quelque parfaite qu'elle soit, il y a toujours quelques pertes qui empêchent d'arriver à une exactitude rigoureuse. Nous allons du reste exposer la manière dont nous procédons, et l'on verra que les chances d'erreurs sont annulées aussi complétement que possible.

AVANTAGES COMPARATIFS.

Nous n'avons besoin ici que de les rappeler brièvement. Ils ressortent évidemment des détails dans lesquels nous sommes entrés.

L'appareil est plus facile à manier que les autres appareils de ce genre, et, en outre, il permet d'opérer avec les liquides colorés, et surtout de se servir des rayons rouges, ce qui est un avantage précieux pour l'étude des liquides organiques.

L'extinction de la seule image visible est beaucoup plus facile à observer que l'identité de nuance des deux couleurs, dans l'appareil de M. Soleil, par exemple.

Cette identité des deux couleurs peut ne pas être trouvée la même par tous les observateurs. Chacun voit les couleurs à sa manière, et chacun peut voir cette identité d'après lui (1).

L'extinction, au contraire, est extrêmement facile à être saisie et est la même pour tout observateur. Pour penser autrement, il faut ne l'avoir jamais étudiée, ni jamais examinée avec un appareil bien construit et bien éclairé. Nous avons toujours observé successivement avec plusieurs personnes, et nous avons bien souvent fait examiner en même temps que nous des personnes de bonne foi, qui, avant l'explication que nous leur donnions sur-le-champ, ne connaissaient pas notre instrument, ni son maniement. Eh bien! constamment, nous sommes toujours tombés tous exactement sur le même degré d'extinction à une ou deux minutes près, et nous avons vu que la chance maxima d'erreur pour les liquides colorés était de cinq minutes, c'est-à-dire d'un douzième de degré.

Il y a du reste un point de repaire qui vient s'opposer à l'erreur d'observation, et rendre la constatation de l'extinction plus exacte encore. Les prismes biréfringents simples, et les prismes de Nichol ne peuvent jamais être tellement purs qu'il n'y ait quelques points brillants qui s'opposent à la netteté de l'extinction ; par le fait ils ne nuisent en rien à l'expérience ; au contraire, car ces points brillants ne peuvent jamais être aperçus d'une manière bien nette que lorsque l'image a son minimum de lumière.

(1) Voir le Mémoire de M. George Wilson, dans le *Moniteur* du 19 avril 1853.

*La quantité de sucre de lait est annoncée avec autant d'exacti-
tude par la déviation polarimétrique à droite, que l'albumine
l'est par la déviation polarimétrique à gauche.*

La question ayant été démontrée d'une manière incontestable par l'un de nous, pour l'albumine, nous n'entrérons
dans aucun détail à ce sujet. Il sera seulement question du
sucre de lait.

Pour connaître le pouvoir rotatoire du sucre de lait et le
degré de déviation qu'il fait éprouver au rayon de lumière
polarisé, nous avons procédé de la manière suivante :

1° A 10 degrés de température en moyenne (c'est celle à
laquelle nous avons fait nos expériences), on a pris une
quantité déterminée de sucre de lait parfaitement pur et an-
hydre autant que possible. Cette quantité a été dissoute dans
une proportion également déterminée d'eau distillée. Cette
dissolution étant filtrée, on a examiné la déviation que ce liquide faisait éprouver au rayon lumineux. Puis divisant la
quantité de sucre de lait en dissolution par le nombre de
minutes représentant la déviation, on a obtenu la quantité de
ce principe correspondant à chaque minute de l'instrument.

2° Pour faire la contre-épreuve, on a dissous une quantité
indéterminée de sucre de lait dans une quantité également
indéterminée d'eau distillée à 10 degrés de température ; on a
filtré et l'on a examiné la déviation qui a été notée avec soin.
Puis on a pris une quantité déterminée de ce liquide qu'on a
desséché. En prenant très exactement les poids, on a eu ainsi
le chiffre des principes solides correspondant à chaque minute du cercle divisé et contenu dans 1,000 parties, par
exemple d'eau distillée.

Cette double opération répétée un grand nombre de fois, et
faite chaque fois avec une attention extrême et des soins
minutieux, a donné des résultats qui ont permis d'établir
une moyenne que l'on doit considérer comme très exacte.

Il en résulte que chaque minute de déviation du cercle divisé, correspondant à 0^{gr},18 de sucre de lait contenu dans 1,000 grammes d'eau distillée, c'est ce chiffre que nous avons pris comme type, comme base de notre appréciation du sucre de lait dans le sérum, et il est impossible qu'il ait permis de commettre une seule erreur. Les mêmes quantités de sucre ont toujours correspondu aux mêmes degrés de déviation, et ce qui avait été observé avec l'eau distillée a été constamment trouvé exact pour le sérum du lait. On pense bien que pour obtenir ce chiffre, nous nous sommes abstenus avec soin de prendre une certaine quantité de sérum, d'examiner la déviation, puis de dessécher, afin d'avoir la quantité de parties solides correspondant à chaque minute de cette déviation ; c'eût été une grande erreur qu'on n'eût pas manqué de relever, avec raison cette fois, car il y a bien autre chose dans le sérum que du sucre de lait en dissolution.

DEUXIÈME PARTIE.

II. Le sérum, débarrassé du caséum et du beurre à l'aide de la coagulation rapide, contient une faible quantité d'albumine qui ne modifie pas d'une manière bien sensible la déviation observée. Délivré, au contraire, du caséum et du beurre par la coagulation opérée à une température de 100 degrés (au lieu de 20 à 40), le sérum ne contient plus qu'une seule substance capable de dévier le plan de polorisation du rayon de lumière polarisé. Cette substance, c'est le sucre de lait qui dévie à droite : indépendamment de ce corps, il n'y a plus dans le sérum que des matières extractives auxquelles on peut, si l'on veut, donner le nom d'albuminoïdes, mais qui sont totalement incapables de dévier d'une manière quelconque le plan de polarisation du rayon lumineux. C'est cet ensemble de propositions que nous allons démontrer.

1° Le lait de la femme et celui des animaux contiennent souvent, mais non pas toujours, une certaine quantité d'albumine.

Personne ne contestera cette proposition ; et il n'est jamais venu à notre esprit, pas plus qu'à celui d'aucun chimiste sérieux, la pensée de nier qu'il y eût assez souvent de l'albumine dans le lait (1). Seulement, nous affirmons que cette présence n'est pas *constante* et même que *fréquemment* il n'y a pas d'albumine dans le lait de la femme, ou parfois on ne trouve aucune trace de ce principe à proprement parler, c'est-à-dire d'albumine susceptible d'agir sur la lumière polarisée.

2° Lorsqu'il existe de l'albumine dans le lait de femme, cette quantité est toujours très peu considérable.

Bien qu'on ait donné, comme représentant cet élément, des chiffres variant de 0,60 à 19, 20 et 33 grammes sur 1000, nous nions formellement qu'il en soit ainsi. Nous avons trop de fois vérifié cette quantité d'albumine pour admettre que ces chiffres soient vrais. Voici du reste les résultats de quelques analyses que nous avons récemment faites, et qui l'ont été avec les soins minutieux qui ont toujours présidé à nos travaux.

LAIT DE FEMME.

Dans la grande majorité des cas, il y a absence complète d'albumine pondérable. Dans d'autres, on en trouve une très petite quantité suffisante pour louchir le liquide qui est soumis à l'ébullition (sérum du lait), mais en proportion trop faible encore pour pouvoir être pesée. Enfin, dans quelques cas rares, on peut déterminer le poids de cette quantité d'albumine.

Sur sept cas de lait de femmes bien portantes, nous avons trouvé chez l'une 0,72 d'albumine pour 1000 grammes de sérum ; chez une autre, des traces d'une proportion trop faible pour être pesée ; enfin, chez cinq autres, aucune trace.

(1) On n'a qu'à consulter l'historique des travaux d'analyse du lait chez la vache principalement, on y rencontrera les auteurs qui ont noté la présence de l'albumine ou des matières albuminoïdes.

LAIT DE VACHE.

L'albumine existe à peu près constamment dans le lait de vache. Mais elle s'y trouve en quantité très variable.

Il y avait non seulement à étudier la quantité absolue d'albumine, mais aussi la proportion de ce principe immédiat qui pouvait exister dans le sérum du lait soumis à nos expériences. Ce sont deux questions bien différentes.

Pour obtenir ce résultat, nous avons opéré sur cinq laits de vache. Chaque lait a été partagé d'abord en deux parties ; une moitié ayant été placée dans un flacon bien bouché a été abandonnée à la coagulation spontanée, et on a déterminé la quantité d'albumine contenue dans le sérum qui en est résulté. L'autre moitié a été immédiatement coagulée par la chaleur, filtrée, puis on a également déterminé la quantité d'albumine contenue dans le sérum (1).

Les cinq sérums produits de la coagulation spontanée et lente du lait, ont donné les chiffres suivants d'albumine : $3^{gr},70 = 2^{gr},34 = 4^{gr},30 = 4^{gr},60 = 3^{gr},45$, ou en moyenne $3^{gr},67$, sur 1000 grammes qui sont la quantité absolue d'albumine.

Les cinq sérums produits de la coagulation rapide des mêmes laits, ont donné seulement les chiffres $1^{gr},16 = 1^{gr},66 = 3^{gr},54 = 3^{gr},10 = 3^{gr},25$, moyenne $2^{gr},54$ sur 1000 grammes. Nous sommes bien éloignés des chiffres 10, 12 ou 15 grammes sur 1000 grammes qui ont été proclamés.

---

(1) *Mode opératoire :* Mettre le sérum du lait dans une capsule de platine ; faire chauffer jusqu'à ébullition au moyen de la lampe à alcool ; après deux minutes d'ébullition, verser le liquide dans un filtre, et jeter successivement dessus : 1° de l'eau distillée bouillante ; 2° de l'alcool bouillant ; 3° de l'éther bouillant. Quand le tout est bien passé, étendre le filtre sur du papier, et avec le plus grand soin enlever *l'albumine* qui adhère au filtre, et qui s'en détache avec facilité ; placer ce résidu dans un verre de montre dont on connaît le poids, mettre à dessécher pendant vingt-quatre heures et *peser*.

Il est à peine nécessaire d'ajouter que la quantité d'albumine qu'on trouve en moins dans le second cas, a été précipitée en même temps que le caséum, et par conséquent que ce dernier principe immédiat n'est capable d'entraîner avec lui une certaine proportion d'albumine que lorsqu'il se coagule rapidement.

On voit, quand on songe au procédé d'analyse que nous avons suivi dans notre travail, que nous avons nécessairement opéré sur du sérum contenant une proportion d'albumine notablement moindre que celle qui y existe normalement, et par conséquent que la chance d'erreur relativement à la déviation polarimétrique a été inférieure à celle que l'on aurait eue si toute la quantité d'albumine qui existe dans le sérum s'y était trouvée.

LAIT DE CHÈVRE.

Nous avons trouvé, dans un cas, 6^{gr},20 d'albumine dans 1000 grammes de sérum obtenu par coagulation rapide, et 7^{gr},28 dans la même quantité de sérum du même lait obtenu par la coagulation lente. Ce n'est donc que 1^{gr},28 que le caséum en précipitant rapidement aurait entraîné avec lui.

LAIT D'ANESSE.

Dans 1000 grammes de sérum de lait obtenu par coagulation rapide, nous avons eu 3^{gr},30 d'albumine, et dans le sérum du même lait obtenu par la coagulation lente, nous avons eu 6^{gr},26. Donc 2^{gr},96 d'albumine ont disparu par la coagulation rapide avec le caséum, tandis qu'elle était restée en dissolution pendant sa coagulation lente et spontanée. Ce ne serait donc ici que ces 3^{gr},30 qui auraient pu vicier les résultats obtenus par le polarimètre.

Telles sont les quantités d'albumine que nous avons obtenues sur des laits types. On voit combien elles sont peu considérables, et combien leur importance est minime. Examinons maintenant leur influence sur le pouvoir rotatoire.

Cette influence est très faible, et l'examen de nos cas derniers a donné les résultats suivants :

1° Dans le lait de femme, elle eût (dans le cas où il y avait de l'albumine) augmenté la déviation à droite de 4 minutes (0^{gr},72 sur 1000 grammes).

2° Dans le lait de vache, la déviation est augmentée de 6, 9, 17, 19 et 20 minutes ; *moyenne* 14 minutes (= 2^{gr},54 sur 1000 grammes).

3° Dans le lait d'ânesse, la déviation eût été augmentée de 18 minutes (3^{gr},24).

4° Dans le lait de chèvre, elle eût été de 34 minutes en plus (6^{gr},12).

Pour quelle raison, dans nos analyses du lait, n'avons-nous pas donné le chiffre de cette albumine?

Il est facile de l'expliquer, et pour cela nous devrons considérer à part le lait de femme et celui des animaux.

La quantité d'albumine n'a pas été recherchée dans le lait de la femme, pour plusieurs raisons. La première, c'est que *généralement* il n'y en a pas. Quand on en trouve, elle est toujours en quantité si peu considérable qu'elle est incapable de modifier d'une manière notable les résultats généraux de l'analyse. La quantité de lait de femme sur laquelle on a pu opérer, suffit bien souvent à peine pour permettre d'obtenir les principaux éléments du lait, tels que le caséum, le sucre de lait, le beurre, etc. Elle eût été tout à fait insuffisante pour permettre d'iso'e. l'albumine du sérum. Mais en présence de ces raisons bien concluantes déjà, il en est une autre plus puissante, c'est que, dans notre manière de procéder à l'égard du lait de la femme, il n'y a pas moyen que la faible quantité d'albumine qui s'y trouve puisse influencer d'une manière quelconque la proportion de sucre. En effet, nous n'apprécions la quantité de ce principe que quand il n'y a plus d'albumine dans le sérum ; par conséquent, ce dernier élément ne peut troubler en rien les résultats que nous obtenons, et en voici la preuve : pour coaguler complétement le lait de femme, et avoir un sérum pur et liquide, il faut non seulement ajouter au lait deux ou trois gouttes de présure et d'acide acétique, mais encore porter ce liquide jusqu'à l'ébullition. C'est seulement à ce degré de température que la coagulation est complète. Or, à ce degré, l'albumine est toujours coagulée en même temps que le caséum et le beurre, et le liquide une fois filtré n'en contient plus de trace. Il résulte de là que notre chiffre de sucre de lait, chez la femme, n'a jamais pu être modifié au polarimètre par l'albumine du sérum, puisqu'on n'étudie ce dernier (nous ne saurions trop le répéter) que quand il est débarrassé de ce principe immédiat. Notre chiffre est donc inattaquable, et aucune objection sérieuse ne peut être adressée à nos résultats chez la femme, résultats qui constituent les neuf dixièmes de notre travail.

Nous n'avons pas cherché à déterminer la quantité d'albumine contenue dans le lait de vache et autres animaux domestiques, par les motifs suivants. D'abord, nous n'avons eu en aucune manière la prétention de faire un travail complet sur la composition du lait de vache et sur les variations qu'elle présente. Nous nous en sommes occupés pour établir un terme de comparaison avec le lait de femme, et pour étudier son influence sur l'hygiène et quelques unes de ses applications. En outre, la quantité d'albumine est très faible, souvent insignifiante, très variable, et on ne saurait rattacher ces variations à aucune règle fixe, à aucune loi. Enfin, pour déterminer cette quantité, il eût fallu une nouvelle opération chimique, et la nécessité d'agir sur un sérum exclusivement consacré à cette recherche ; ce qui était une singulière complication pour des résultats d'une minime importance pour nous.

Nous savons, relativement au lait de vache en particulier.

qu'on a attaqué nos résultats et qu'on a dit : « Votre chiffre
» moyen 38,03 de sucre de lait est très faible, puisqu'il est
» inférieur de 12 à 17 grammes à peu près, à celui que nous
» avons trouvé, c'est-à-dire 50 à 55. »

Est-il besoin de signaler un tel mode d'argumentation? Un
expérimentateur trouve le chiffre 38,03 trop faible, parce qu'il
n'est pas semblable à celui de 50 à 55 qu'il a trouvé lui-
même! Mais ce qui est précisément à démontrer, c'est que le
chiffre 50 ou 55 est le *chiffre moyen vrai*. Sinon, nous pouvons, avec raison, retourner l'argument et dire : « Le chiffre
» 50 à 55 est trop fort puisqu'il est supérieur à notre chiffre
» 38,03. »

Quant au lait d'ânesse et de chèvre, nous pouvons faire
le même raisonnement; nous ne donnons toutefois qu'une
analyse de chaque espèce, attendu que nous n'avons parlé
de ces deux variétés de lait que comme terme de comparaison.

*L'omission du chiffre de l'albumine vicie-t-elle les résultats
donnés pour le poids du sucre déterminé à l'aide du polarimètre?*

Pour le lait de femme, la question sera aussi vite résolue
que posée. La quantité d'albumine, nous l'avons déjà dit, est
ou très faible, insignifiante, ou nulle. Par conséquent, l'influence que peut exercer ce principe sur la déviation du plan
de polarisation du rayon lumineux est à peine sensible ou
tout à fait impuissante.

Le chiffre du sucre de lait donné dans nos analyses du lait
de femme, analyses qui, nous ne saurions trop le répéter,
constituent la base de notre travail, est donc à l'abri de toute
critique fondée.

Nous savons cependant qu'on a donné, comme moyenne
de la quantité d'albumine contenue dans le lait de femme,
13 grammes sur 1000. C'est un résultat que nous ne pou-

vons expliquer qu'en admettant qu'on a confondu les matière dites extractives, qui n'exercent aucune influence sur la
déviation du plan de polarisation du rayon lumineux, avec
l'albumine proprement dite, qui, elle, exerce une action rotatoire bien caractérisée.

Cela est d'autant plus probable qu'on a reculé devant le
nom d'albumine qu'il fallait donner à ces 13 grammes de
principe, et que, pour ne pas se compromettre, on les a dé-
corés du nom d'albuminoïdes.

Nous pouvons également faire bonne justice de mélanges
de solutions de sérum de lait et de sang dans l'eau, à l'aide
desquels on a formé des liquides hétérogènes singulièrement
complexes, par lesquels on a pensé représenter la composition du sérum du lait, et l'influence réciproque de la lactine
et de l'albumine sur la déviation du plan de polarisation du
rayon lumineux. Ce sont des mélanges artificiels très impurs
quand on les prend pour points de comparaison : les résultats
que l'on a obtenus par leur moyen, ne se trouvent pas dans
la nature, et n'offrent même aucun intérêt de curiosité remarquable.

Les résultats auxquels on arrive avec le *lait de vache* sont
d'une tout autre nature. Cinq analyses de ces laits ont donné
pour moyenne 3^{gr},67 sur 1000 grammes par la coagulation
lente du caséum, et 2^{gr},54 par la coagulation rapide. Or,
comme nous avons toujours opéré par coagulation rapide, il
résulte de là que c'est seulement le chiffre 2^{gr},54 qui représente
la quantité d'albumine qui a pu se trouver dans les *sérums* que
nous avons examinés, et par conséquent, que nos résultats
relatifs au sucre de lait sont inférieurs de ces 1^{gr},13 à ce
qu'ils auraient dû être, s'il n'avait pas existé d'albumine.
Nous n'hésitons pas à le reconnaître, tout en faisant observer
que ce chiffre moyen 3^{gr},67, dont nous sommes parfaitement
sûrs, est bien éloigné de la moyenne 12 grammes, donnée
par un expérimentateur.

Ce chiffre 2^{gr},54 d'albumine sur 1000 grammes contenu dans le sérum ne change pas du reste la question, car il faudrait simplement augmenter tous nos chiffres de sucre de lait de cette quantité moyenne, pour avoir des résultats absolument exacts. La même manière d'opérer ayant été observée et suivie dans tous les cas signalés, les résultats généraux sont déduits de la comparaison des analyses les unes avec les autres, et non pas du chiffre absolu de ces mêmes analyses.

Nous ferons observer, enfin, que notre chiffre 38,03 augmenté de cette moyenne 2^{gr},54, représente à peu près les quantités de sucre de lait données comme moyennes par certains auteurs, et en particulier par M. Doyère, le plus récent de tous, qui n'a pu commettre aucune erreur polarimétrique.

Relativement à l'application du polarimètre destiné à reconnaître les falsifications du lait par l'addition de l'eau, la présence ou l'absence de l'albumine ne change absolument rien à la question.

On constate dans un grand nombre d'expériences préliminaires faites sur le sérum de lait de vache parfaitement pur, la déviation moyenne du plan de polarisation du rayon lumineux. On détermine les maxima et minima, ou les limites physiologiques de ces déviations, et d'après l'écart de ces limites, en plus ou en moins, on établit la quantité d'eau qui a pu être ajoutée de la manière la plus précise. Or, dans tout cela, la substance active à laquelle correspond la déviation importe peu quant à sa nature. Il est indifférent qu'elle soit composée de sucre de lait pur, ou de sucre de lait atténué dans son pouvoir rotatoire, par la présence d'un peu d'albumine. Ce qui importe, *c'est le chiffre moyen de déviation* et ses limites supérieures et inférieures. Car le procédé que nous avons indiqué pour apprécier la falsification du lait par addition de l'eau, n'est pas un procédé scientifique pur, ni un moyen d'analyse d'une précision irréprochable, mais un procédé *pratique simple*, plus exact que tous ceux employés jusqu'ici et à l'abri de reproches sérieusement fondés.

Tels sont les résultats des expériences nouvelles auxquelles nous nous sommes livrés. Nous pouvons en donner le résumé dans les conclusions suivantes :

1° Les appareils polarimétriques fondés sur la mesure directe de la déviation du plan de polarisation du rayon lumineux, fournissent des résultats au moins aussi exacts que ceux des appareils fondés sur la mesure de la compensation de cette même déviation.

2° L'exactitude et le degré de précision de ces instruments sont établis sur leur bonne construction et sur la grande étendue du cercle divisé qui porte l'échelle destinée à mesurer les déviations.

3° Les instruments dans lesquels la disposition est telle qu'un des faisceaux des rayons lumineux provenant de la double réfraction traverse seul le liquide actif, pour être éteint lorsqu'il rencontre un prisme bi-réfringent dont la section principale est perpendiculaire à la section principale du premier prisme, sont les instruments les plus commodes, et qui désormais devront être exclusivement employés dans les analyses des liquides organiques. Cette préférence est justifiée par les raisons suivantes :

(*a*) L'extinction est plus facile à apprécier dans ces instruments que l'identité des deux couleurs dans les appareils à compensation.

(*b*) On peut opérer avec des liquides diversement colorés, ce qu'on ne peut faire avec les instruments à compensation.

(*c*) La plupart des liquides organiques transparents, vus sous une certaine épaisseur, sont rouges. Par conséquent, on peut tout ramener à l'étude de l'extinction des rayons rouges, et obtenir ainsi des résultats toujours parfaitement comparables.

13

4° Les appareils polarimétriques permettent d'apprécier d'une manière plus exacte que par les procédés chimiques les plus parfaits et les plus délicats, la quantité de substance active contenue dans un liquide doué d'un pouvoir rotatoire manifeste.

5° La proportion de lactine contenue dans le sérum du lait ne peut être appréciée d'une manière exacte que par ces mêmes appareils.

6° Le lait de femme contient quelquefois une quantité d'albumine très faible, mais dans le plus grand nombre de cas, il n'en contient aucune trace. C'est ce qui a lieu principalement pour son sérum quand la coagulation a été obtenue en chauffant jusqu'à l'ébullition, comme dans toutes nos analyses. Il n'y a donc pas lieu d'admettre que pour l'étude de ce lait, étude à laquelle notre travail est surtout consacré, la présence de ce principe immédiat puisse altérer les résultats de la détermination de la proportion de lactine, accusés dans le sérum par le polarimètre.

7° Le lait de vache contient une proportion très faible d'albumine qui diminue d'autant la quantité de sucre contenue dans ce liquide, lorsqu'on l'apprécie au polarimètre. Obtenu par la coagulation lente du lait, le sérum contient en moyenne $3^{gr},67$ d'albumine sur 1,000 grammes de sérum. Par la coagulation rapide (et c'est ainsi que nous avons toujours opéré), cette quantité n'est plus que de $2^{gr},54$, c'est donc ce chiffre $2^{gr},54$ que nous pensons qu'on peut à la rigueur négliger pour les raisons sus-relatés :

« (*a*) Cette quantité d'albumine est souvent très faible et » parfois nulle.

» (*b*) La quantité d'albumine est très variable et ne peut » être rattachée à aucune loi positive. »

Enfin, si l'on veut que le sérum en soit tout à fait débarrassé, il y a pour cela un moyen très simple, il consiste à faire bouillir *pendant une minute* le sérum du lait, et à le filtrer avant de l'examiner au polarimètre. Alors, ce liquide ne contient plus de trace sensible d'albumine douée du pouvoir rotatoire, mais l'ébullition ainsi prolongée augmente les quantités proportionnelles de sucre contenues dans le sérum.

TABLE DES MATIÈRES

FIN DE LA TABLE.